AF382545

MON ESPÉRANCE

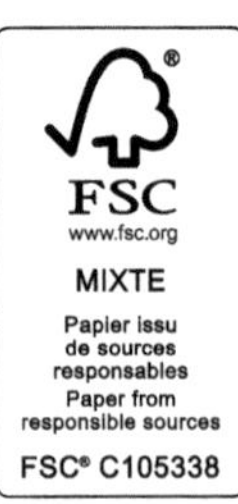

© 2020 Marjolaine Bouvier

Éditeur : BoD-Books on Demand
12-14 rond-point des Champs-Élysées, 75008 Paris
Impression : Books on Demand, Norderstedt, Allemagne

Illustration : Marjo

ISBN : 978-232 227 233 4
Dépôt légal : Décembre 2020

LA RENCONTRE

Tout commence en 2001. Septembre 2001
Alors que l'actualité est perdue sous les décombres américains, alors que le monde vit dans la hantise d'un nouvel attentat, nous échangeons notre premier baiser en toute impunité, comme seuls des amoureux peuvent le faire.
Nous parlons des Tours, mais dans nos yeux se joue un autre discours…
Celui de l'amour !
N'étant plus tout jeune, et chacun portant dans ses valises émotionnelles, une blessure sentimentale, nous ne vivons pas ce début passionnel avec insouciance. Au contraire !
Nous savons que rien n'est gagné. Et surtout, nous ne le vivons pas de la même manière. Lui, après une rupture somme toute banale, n'a pas eu d'enfants, n'a pas fait construire. Mais la douleur qui laboure son âme est là, bien réelle.
Elle, enfin moi, est divorcée avec deux enfants. Une maison dont j'ai conçu les plans. Ma participation au projet s'arrêtera là. Car mon premier mari a le cœur qui bat ailleurs donc notre histoire tournera court. Cependant, ceci est une autre… histoire !

***

Moi, je profite de cette nouvelle liberté pour faire tout ce que je n'ai pas fait dans ma jeunesse, à commencer par flirter avec la gent masculine sans me soucier du lendemain. Sortir les Week ends, quand je n'ai pas la garde de mes filles, bref, j'en profite sans aucune honte. Et pourtant dans le petit village où je vis, j'alimente les conversations ; sûr que le soir dans les chaumières, on ne s'ennuie pas en m'habillant pour l'hiver. Ma foi, ce qui leur a fait du bien ne m'a pas fait de mal, bien au contraire !

J'ai acquis une force de caractère et le « qu'en dira-t-on » me laisse froide. Donc c'est au cours d'une soirée que je rencontre celui qui va devenir mon deuxième mari.

Lui n'est pas prêt pour une relation au long terme et me le fait comprendre. Une galipette : oui… Mais plus ; non. Mais pour une fois, et peut-être parce que j'ai déjà donné dans ce répertoire et qu'il ne m'intéresse plus, je ne cède pas à la demande.

Je le visite comme une copine, puis une amie… une très bonne amie. Nous allons jouer à ce jeu pendant quelques semaines. De secrets en confidences, finalement, il tombe amoureux et notre relation s'installe dans un pseudo quotidien. Entre les allers-retours de mon appartement au sien, mes séances de théâtre, ses cours de judo, mes filles, mon ex-mari et sa copine… oui doucement, notre histoire commence. Je ne vous parlerai pas des débats déclarés lorsque j'ai annoncé ma décision de déménager. Bien sûr que j'ai pensé à mes filles : d'abord l'éclatement de la cellule familiale puis maintenant partir, trouver d'autres enfants, une autre école, une autre maitresse ; enfin un autre environnement, et surtout composer avec un homme qui n'est pas leur père et ne le sera jamais. Et les phrases assassines ne tardent pas :

- De toute façon, tu n'es pas mon papa !

À partir de là va commencer pour moi un rôle de tempérance dont je me serai bien passée !

Convaincre mon nouvel amour que les enfants disent des choses, mais qu'il ne faut pas le prendre au premier degré et faire comprendre à ma progéniture que ce qu'elles balancent peut-être douloureux.

Mais surtout, c'est moi qui vais devoir m'adapter à cette nouvelle vie. Car en tant que mère célibataire, j'avais pris mes aises, des libertés qui ne gênaient personne. Comme lire jusqu'à 4 heures du matin ou manger un yaourt au milieu de la nuit ou m'endormir sur le canapé… bref, autant de petites choses qui ne paraissent rien, mais qui ont leur importance. Et pour lui, c'est un peu pareil : aller à des réunions à point d'heure, faire une journée chasse avec les potes… autant de projets dont il faut parler avant, afin que personne ne soit lésé.

Et tout cela réuni demande une vraie vocation : celle de martyre !

Non, quand même pas ; j'exagère.

Cela dit, voilà bientôt huit ans que l'on est ensemble et je continue de porter ma casquette de gendarmette.

Donc une fois installés, après avoir vécu pendant un an entre deux lieux, assez étonnamment nous avons choisi son habitat !

Allez savoir pourquoi.

Peut-être le fait qu'il soit agriculteur (comme mon ex), c'est donc plus facile pour moi de déménager que pour lui ?

Ce que je n'ai pas encore saisi, c'est le lien invisible qui le relie à sa mère. Bon, on va dire que c'est le choix de son métier qui aura fait pencher la balance quant à notre lieu de vie.

Le sujet de l'éventualité d'avoir un autre enfant ayant été abordé bien auparavant, et la résultante étant positive, nous avons décidé de mettre le process en route ; car je me faisais un sang d'encre par rapport à mon âge. 33 ans !! Je me voyais déjà en ménopause précoce… Donc à peine un mois après notre installation dans notre 60 m^2, je file voir mon docteur pour qu'il m'enlève mon stérilet. Au bout de sept ans, ça fait tout drôle. Je questionne, je me renseigne, il me répond… Je repars de là-bas en me disant que cette fois-ci, il va peut-être falloir attendre six mois avant que ça marche. Je ne suis plus aussi jeune et quoi qu'on en dise le corps de la femme n'est pas prévu pour concevoir des enfants jusqu'à la ménopause !

Donc qu'elle ne fut pas ma surprise lorsque deux mois plus tard, nous constations que la greffe avait pris !

La machine fonctionne encore bien ! Mais je n'en suis pas effarée au contraire ! L'accouchement aura lieu au printemps donc je vais échapper aux grosses chaleurs en fin de grossesse : ce que j'avais vécu avec ma cadette. L'horreur absolue ! Je ne voyais plus mes pieds, tellement mon ventre était gros, des varices sortaient sur mes jambes à la limite de la phlébite ; je n'arrivais plus à dormir, et que dire de plus si ce n'est que ce fut terrible.

Je vis un début de grossesse normal : fatigue, nausée, prise de poids. Avec prise de sang mensuelle, car je ne suis pas immunisée contre la toxoplasmose. C'est une maladie bénigne, mais dans le cadre d'une grossesse les conséquences peuvent être catastrophiques. Du coup, j'ai droit à une surveillance qui est somme toute normale. Puis, enfin, vient le moment de la rencontre virtuelle avec ce qui n'est encore qu'un embryon.

Une première échographie qui confirme la présence du bébé (même pas je me suis dit qu'il pouvait ne pas y en avoir !) et surtout un instant d'émotion pure, car pour mon homme c'est une découverte. Le choix de ce centre de radiologie est dicté par mon passé : je suis venue là pour mes grossesses précédentes, donc voilà ! Lorsque je constate que c'est le même radiologue qui va me faire l'examen, je suis rassurée. Cela dit, si moi, je le reconnais, lui non !

Et pour cause : des ventres ronds il doit en voir à longueur de journée alors le mien, il l'a oublié. Il porte toujours ses petites lunettes qui lui donnent un air d'intello. Le sourire un peu commercial, la poignée de main franche.

 Vient la première question qui peut surprendre :

-       Si vous êtes enceinte, désirez-vous cette grossesse ?

Ma moitié ouvre la bouche pour répondre, mais là, l'autre lui coupe l'herbe sous le pied :

-       C'est à madame que je m'adresse.

Mince alors ! Bin, je ne l'ai pas fait toute seule ce bébé quand même !

Je sens comme une odeur de moutarde et je vois que les yeux de Gilles lancent des éclairs ! Gare ! Il ne faudrait tout de même pas que ça tourne au pugilat.

- Ne le prenez pas mal, monsieur, mais il s'agit du corps de madame dont elle seule dispose d'un droit dessus.

Waouh ! Voilà, on est renseignés, maintenant on se calme.

- Oui, je désire garder ce bébé.

Enfin, on rencontre notre loustic pour la première fois. Voir un bébé qui mesure 10 cm entier, avec des mains, des pieds, une tête et un cœur, dont le tam-tam régulier remplit la pièce, ça a quelque chose d'unique.

Et que ce bébé soit le sien, le nôtre !

Voilà qui peut donner le tournis à un jeune papa. Je le sens tout émotionné le garçon, il a les yeux qui brillent et sa façon de me tenir la main… je retiens mes larmes tellement je suis émue. Pour nous, enfin pour moi surtout, cet examen est une routine.

Qu'est-ce qui pourrait bien arriver ?

Il n'y a jamais de problèmes… tout roule !

Entre mes vomissements et ma fatigue, les questions de mes filles qui se sont vues nanties d'une petite sœur du côté paternel :

- C'est une fille ?
- C'est un garçon ?
- On va l'appeler Timéo
- On l'appellera…

La liste des prénoms s'allonge comme celle des courses du super-marché !

Dire que je vais rajouter mes choix à moi… et ceux du père !

Ou lala ! je sens que ça va être un vrai plaisir la venue de ce bébé.

Il ou elle n'est pas encore là, mais il est déjà bien présent !

Et puis il y avait aussi… les sentiments familiaux qui étaient hé-sitants, genre :

-   Déjà ?

-   Vous auriez pu attendre un peu…

La date de la deuxième échographie arrive alors qu'on digère encore le foie gras du Premier de l'an. Une de nos amies est partie à la maternité, car elle avait dépassé le terme et que son bébé ne voulait pas sortir, nous avons une pensée pour elle.

Lorsque nous nous rendons à ce deuxième rendez-vous avec notre bébé, on est loin de s'imaginer ce que l'on va nous dire.

Nous sommes à fond dans les vœux pour la nouvelle année, 2003 arrive en douceur !

Nous savons que cette échographie est importante et d'ailleurs le praticien nous prévient : elle est plus longue que les autres. Il faut bien prendre toutes les mesures, que le bébé rentre dans des paramètres précis. C'est là, aussi, que l'on détecte d'éventuelles malformations. Bon OK, on a pigé, là !

Allez ! envoie la sauce !

Ce qu'il fait en me badigeonnant le ventre de gel et, hop, voilà on est parti pour le voyage de l'incertitude. Le visage du radiologue ne laisse entrevoir aucune émotion et je dois dire que c'est assez flippant. Bon, c'est vrai quoi ! Il pourrait faire un sourire ou une réflexion style : tiens, c'est une fille !

Car, enfin pour moi, c'est le but de cette visite : savoir si je décore la chambre en bleu ou en rose (humour).

Étant donné que je sais déjà que ce ne sont pas des jumeaux : ouf ! je ne m'y voyais pas du tout ; les bibis, les couches, les nuits blanches… tout ça multiplié par deux…

Non merci ! J'ai été exaucé : un seul embryon !

Bon, c'est quand qu'il va nous décrocher une parole ?

-   Ce bébé n'est pas vraiment dans les courbes…

Il a parlé, là ?

Il a dit quoi ?

Ce bébé : c'est le mien, donc ?

-   J'aimerais vous revoir dans trois semaines par précaution.

Hein ??!

Qu'est-ce que cela signifie ?

Gilles ne dit rien. On se regarde, on le regarde, puis :

- Il y a un souci ?
- Disons que c'est un peu tôt pour le dire… mais votre enfant est un peu en dessous des courbes en rigueur et… enfin… je préférerais vous revoir pour vérifier… si elle n'a pas de maladies osseuses…

Il a dit : elle !

Waouh ! trop contente !

En revanche, pour ma moitié ce n'est pas le nirvana ! c'est vrai que les nouvelles ne sont pas très bonnes, mais c'est normal qu'elle soit petite et menue : moi je suis un petit gabarit. De plus, les géants n'existent pas dans la famille, donc pas besoin de s'affoler ; elle sera comme sa sœur : petite, mais en bonne santé ! Voilà !

Nous repartons de là-bas moyennement satisfaits et plus ou moins inquiets. Elle commence bien cette nouvelle année…

Le soir, le téléphone n'en finit pas de sonner :

- Alors c'est quoi ?
- Alors ils ont dit quoi ?
- Alors… ?
- C'est une fille !
- Il veut me revoir…

Me voilà à expliquer ce que je ne comprends pas moi-même. La réaction de mes proches ne se fait pas attendre :

- Et alors toi non plus tu n'es pas hyper grande !

Bon oui, je sais, je ne mesure pas 1m80, pas la peine d'en rajouter.

Mais le plus dur c'est de répondre aux questions des grandes :

- Et pourquoi ?

Je réponds :

- Pourquoi ?

Je n'en sais rien !

Il y a 10 ans en arrière c'était plus simple : il n'y avait pas de prise sang à la 13e semaine, il n'y avait pas de clarté nucale, il n'y avait pas toutes ces courbes… Et notre moral ne s'en portait pas plus mal. Bon gré, mal gré, la date de la prochaine visite arrive et nous y allons, la peur au ventre. Je suis à fleur de peau et le fait de sentir les coups de pied vigoureux de ma fille ne me rassure qu'à moitié. Déjà, comme d'habitude, nous attendons un temps infini dans la salle d'attente et quand vient notre tour, je suis tendue comme un arc. J'ai envie de faire pipi, car ils m'ont demandé de venir la vessie pleine.

- Alors nous nous voyons aujourd'hui pour vérifier si ce bébé n'a pas de soucis.

Nous le dévisageons comme un insecte et hochons la tête d'un même mouvement.

La fraîcheur du gel me fait frissonner et franchement en cette fin de janvier, je n'apprécie pas trop.

Au bout d'un certain temps, il prend la parole :

- Il me semble indiqué de vous envoyer chez un confrère pour faire pratiquer une échographie lente. Et une amnio-centèse.

Une quoi ?

Ah, mais ce n'est pas possible ça ! C'est dangereux : on peut faire une fausse couche, un accouchement prématuré !

- … les joues sont un peu flasques et la nuque un peu épaisse… les membres inférieurs sont courts… une triso-mie 21…

Je ne l'écoute plus, les larmes coulent à flots sur mes joues et je vois mon chéri dans le même état, en pire !

Cependant, il y a des questions à poser :

- Mais où l'on va le faire, cet examen ?
- Et les risques ?
- Et si jamais c'est vrai ?

Autant de doutes et de peurs que nous devons gérer seuls.

- Allez voir votre gynécologue : il vous mettra en relation avec des spécialistes. Posez-lui toutes les questions qui vous perturbent.

Mon gynéco ?

Elle est bien bonne celle-là : il ne sait pas que les gynécos n'existent plus ? Que c'est une espèce en voie de disparition ?

Non, mais vraiment ! Vous appelez un gynéco pour un suivi de grossesse, il vous rit au nez ! Moi, il me recevra que pour les deux derniers mois et encore j'ai de la chance, il m'a déjà eu comme cliente !

Mais pour les jeunes parturientes, c'est le parcours du combattant de trouver un obstétricien. Du coup, j'ai fait ce qui me semblait le plus raisonnable et le plus pratique : c'est mon médecin traitant qui me suit.

Mais ce qui me taraude à cet instant, c'est : que va-t-on faire si cette trisomie s'avère réelle ?

Quelle histoire !

Et ce n'est que le début.

C'est bardé de nos angoisses que l'on sort du centre d'imagerie, le cœur en lambeaux et les espoirs bafoués. Ni l'un ni l'autre ne parle. Nous sommes effondrés, à bout.

Dans nos cerveaux, tout se bouscule.

Je n'ose même plus toucher mon ventre où ma fille s'agite comme pour me dire :

- Ne m'abandonne pas…

Bon sang ce que c'est dur ! Jamais je n'ai autant souffert. C'est psychologiquement et moralement plus que tout et c'est terrible.

Arrivés à la maison, alors que le temps est incertain, entre neige et gel, on téléphone au cabinet médical pour fixer un rendez-vous le lendemain.

Le temps est compté.

La visite de ma belle-mère finit de nous mettre à terre : tout le monde se met à pleurer… pour elle, c'est une catastrophe. Sa première petite fille : elle l'attend comme le Messie. Et moi, de les voir pleurer ça me renvoie mes propres angoisses. Les kleenex s'entassent sur un coin de la table, car nos poches sont déjà pleines et que la poubelle est trop loin. Notre peine, elle, est là… tout prés.

Le sujet de l'après tout ça, n'est pas abordé. Peut-être par peur des réponses… je ne sais pas.

Les filles rentrent de l'école, le cœur en fête, insouciantes et pleines de vie. Les demandes fusent dans tous les sens :

- On mange quoi ?
- Alors, elle va mieux ?
- Et si elle est malade…

Moi, je me mouche et j'éponge mes yeux qui ressemblent à ceux d'un lapin albinos. Nous n'avons pas de réponses face à ce tsunami qui nous touche. On traine cette journée comme un cauchemar en essayant de continuer à vivre normalement, mais c'est dur.

Le soir, dans le lit, rien ne nous intéresse, et un simple regard échangé nous fait basculer dans le désespoir.

Finalement, c'est la lassitude qui a raison de nous et le sommeil nous emporte pendant quelques heures, nous épargnant un petit moment.

Le lendemain, nous arrivons au cabinet médical très tôt espérant être pris tout de suite.

Deux heures plus tard, nous sommes toujours dans la salle d'attente, nous sommes seuls et j'avoue que j'ai tellement mal moralement que je suis hyper tendue, ce qui me provoque des mini contractions et je ne supporte plus cet état de fait. Quand la porte s'ouvre sur le visage de la doctoresse, enfin un léger soulagement se fait sentir. Je lui souris, mais elle reste grave et s'excuse pour cette longue attente : elle a appelé l'hôpital de la Croix Rousse à Lyon pour nous prendre rendez-vous le plus vite possible. Nous voilà dans le vif du sujet sans même l'avoir cherché !

Tout en parlant, nous nous sommes assis dans son cabinet et elle nous explique ce qu'est une échographie lente, une amniocentèse, je demande les risques de cet examen. Elle me rassure quelque peu en me disant que les risques d'accouchement à la suite de cela sont minimes (1 %) et qu'avec du repos, du calme, ça devrait aller. 1 %… une femme sur 100 accouche prématurément suite à une amniocentèse…

Donc si je fais partie des 1 %, les chances de survie du bébé à 6 mois de grossesse sont réelles cependant, elles peuvent être aussi extrêmement lourdes de conséquences : handicaps sévères possibles.

Pas très rassurant, mais je n'ai pas vraiment le choix.

Enfin si je l'ai… Je peux décider de ne rien faire du tout et accepter le bébé comme il sera. Mais je ne me sens pas cette force et mon homme encore moins. Il est inflexible. Si le bébé est handicapé et que l'amniocentèse le révèle, on pratiquera une ITG : une interruption thérapeutique de grossesse.

Cela se pratique lorsque la date d'IVG est dépassée et surtout dans le cadre où la grossesse présente un risque pour la maman ou le bébé.

C'est un choix délicat et difficile.

Le rendez-vous est pris la semaine d'après, car il ne faut pas tarder et franchement rester dans le doute c'est ce qu'il y a de pire. Maintenant, il n'y a plus qu'à attendre.

Certains prévoient leur soirée de la St Valentin, nous, nous n'y pensons même pas. Et si je suis obligée d'en passer par une expulsion de ce bébé qui s'agite dans mon ventre ? Arriverai-je à survivre à cela ?

C'est la valse lente des interrogations dans ma tête. À la maison, nous expliquons aux filles ce qui se passe, du moins ce qui est explicable. Je me décide aussi à en parler à mon ex, afin que de son côté il aborde le sujet avec les filles. Pas évident pour lui, alors qu'il vient juste d'être à nouveau confronté à la paternité. Il est encore dans la douceur des nuits agitées, des coliques, de tout ce qui fait la joie d'une naissance. Mais il se doit d'être présent pour ses ainées et de pouvoir répondre à leurs questions si l'occasion se présente.

Ma sœur, une fois avertie, se propose pour m'accompagner, sachant que Gilles est très pris par son travail. C'est gentil de sa part, et j'apprécie, mais pour ce genre de chose il viendra avec moi. Je ne l'aurai pas accepté autrement.

La date fatidique arrive et nous partons très tôt bien que Lyon ne soit pas très loin de notre domicile. Il faut compter une bonne heure pour y aller, mais la météo n'est pas toujours clémente et puis il faut prévoir la circulation difficile, on ne sait jamais.

Nous avons bien fait : rien que pour trouver le parking adéquat et le service où nous étions attendus, ce fut une vraie galère !

À la Croix Rousse, le service néonatal s'étend pratiquement sur un bâtiment entier. Puis il faut remplir un tas de papiers, on nous donne un tas d'étiquettes, pire que si nous allions voir le président de la République.

Une fois passés par tous les services administratifs, nous tenons notre ticket pour voir le spécialiste.

Là, je dois dire qu'à partir de ce moment, le temps va passer très vite. Un coup d'œil jeté sur les dossiers qui trainaient sur les bureaux de l'accueil me dit que les couples qui sont là ont tous un souci avec leur bébé.

Cela ne me rassure pas !

Soudain, notre nom est appelé : ça y est. J'ai les mains moites et la tremblote me prend. Je ne veux pas y aller. Je sens à nouveau les larmes qui coulent sur mes joues. Ce n'est pas un spécialiste qui nous attend, c'est carrément une équipe entière. Il y a une généticienne, une échographiste spécialisée en grossesses à risques, un interne en radiologie, une infirmière…

Ils nous font asseoir et en premier lieu nous avons droit à un interrogatoire dans les règles. Tout y passe :

Est-ce que j'ai fait quelque chose qui puisse avoir une influence sur la croissance du bébé, genre boire de l'alcool, avoir pris des drogues, des médicaments sans l'avoir dit au médecin ? L'heure est grave et le moment de vérité sonne. Je suis claire là-dessus : je n'ai rien pris. Rien à me reprocher. Puis on nous demande nos antécédents familiaux : taille des parents, des grands-parents, des frères et sœurs, les nôtres et ceux du futur bébé s'il y en a, s'il y a des maladies, des cas de nanisme… Et ainsi de suite, pendant un bon quart d'heure.

Enfin, ils décident de procéder à l'échographie dite lente. Pourquoi lente ? Parce qu'elle dure encore plus longtemps que les autres. Absolument, tout le bébé est passé au crible. Auparavant, ils m'ont fait un prélèvement sanguin pour vérifier mon groupe. À Gilles, non. Car on est toujours dans le cas de figure où c'est mon corps et que surtout si ce bébé est bien le mien, il n'est pas forcément celui de mon partenaire !

Il y a un écran en face de moi et un autre en face de l'échographe. C'est parti. Je dois reconnaitre à leur corps défendant qu'ils savent s'y prendre. Tout au long de l'examen, la généticienne me parle et me rassure. Ils me font relever, rhabiller et, les clichés en main, ils commencent à commenter. Pour eux, il y a 95 % de chance pour que cette « fifille » soit tout à fait normale, en tenant compte de tous les paramètres qui nous concernent. D'un coup, je me sens revivre. Je crois bien que j'étais en apnée depuis que j'étais entrée dans ce cabinet.

- Cela dit, par sécurité, nous pouvons pratiquer l'amniocentèse pour ôter tous les doutes.

Aïe, je n'y pensais plus à ça !

Car tout de même, ce n'est pas anodin. Et si finalement, ce bébé va super bien, mais que la piqûre dans le ventre déclenche des contractions, et que j'accouche d'un grand préma ?

- Quelles sont les chances de survie en cas d'accouchement prématuré ?

- Elles sont énormes, cela dit les risques de handicap lourd aussi. Notamment au niveau respiratoire. Et si cela arrivait, votre bébé devrait rester en service néonatal bien après votre sortie à vous.

En effet, voilà encore un truc auquel je n'avais pas songé.

- Et dans ce cas, est-ce que l'examen est pris en charge financièrement ?

Oui, je demande, car une amniocentèse, c'est considéré comme un examen de confort donc c'est onéreux. Toutefois, là, je fais partie des grossesses à risques donc ce ne sera pas payant. Je regarde Gilles, partagé entre l'envie de savoir et la peur.

C'est lui qui tranche :

- On va la faire. Au moins, on sera fixés.

Bien. Du coup, je me redéshabille, me rallonge sur la table d'examen, ils installent un champ opératoire. J'ai le ventre jaune de bétadine. Je suis morte de trouille. Tout est prêt. L'écran en face de moi est cette fois-ci éteint. Gilles veut venir me tenir la main, mais ils lui demandent fermement de rester éloigné. Il est inquiet et encaisse le coup sans broncher avec le sentiment d'être mis sur la touche. De ne servir à rien. Tout ce qui concerne une grossesse, même si dans l'idéal cela se vit à deux, la présence du père est souvent « oubliée », comme s'il était quantité négligeable.

Tout est prêt.

- On peut y aller, madame ?

Je hoche la tête. Je ne sens qu'à peine le moment où l'aiguille me pique le ventre. En revanche, le temps qu'il faut pour remplir la seringue me semble démesurément long. C'est à cet instant précis que je sens une fabuleuse nausée me remonter dans la gorge et que je sens vaguement que je vais tourner de l'œil. Heureusement, Gilles me surveille et me connait ! Au moment où j'ouvre la bouche pour avertir de mon envie de vomir, il les prévient. Je suis verte. Vraiment.

- C'est presque fini, madame.

Moins de trente secondes plus tard, je suis sur le côté gauche avec un haricot en carton dans les mains et Gilles à mes côtés.

- Prenez votre temps, madame, relevez-vous que lorsque vous vous sentirez mieux.

Je dois bien reconnaitre qu'ils sont très prévenants. Cela ne m'empêche pas de pleurer à chaudes larmes. Je redescends de la table avec l'aide de mon chéri. Je ne sens rien pour ainsi dire à l'endroit de la piqûre. Je suis encore un peu groggy. Je ne supporte pas de vomir, et encore moins ces états nauséeux, où j'ai le cœur au bord des lèvres et rien qui sort. Pourtant c'est mon lot, surtout pour cette grossesse. Je pratique la respiration profonde et après quelques inspirations,
Je reprends pied et retourne m'asseoir en face du radiologue en chef.

- Comment vous sentez-vous ? Voulez-vous un verre d'eau ? Monsieur ?

Oui, en effet, un verre d'eau me fera le plus grand bien. La question à Gilles est la bienvenue aussi.

- Nous sommes désolés, pour tout à l'heure, monsieur, mais ce genre d'examen qui reste tout de même un acte chirurgical, nous devons prévoir tout et n'importe quoi. Certains partenaires peuvent perdre la tête et commettre des actes qui peuvent mettre en danger la maman ou l'équipe médicale. Voir faire louper le prélèvement et provoquer l'irréparable.

Nous comprenons même si sur le coup et bien ça fait mal. Nous buvons tranquillement notre verre d'eau fraîche et je demande quand les résultats seront prêts ?
C'est mardi et elle nous répond que les premiers résultats, ceux qui sont primordiaux, seront connus le vendredi suivant. Car si la grossesse doit être interrompue, il faut agir rapidement. Dans ce cas-là, on injecte au bébé une dose de potassium ce qui a pour effet de stopper l'activité cardiaque et ensuite on procède à

l'expulsion en provoquant l'accouchement. C'est pourquoi l'attente doit être la plus courte possible. Trois jours, ce n'est pas long.

Du moins, c'est ce que l'on croit ! Car lorsque l'on attend, le temps passe moins vite. On a beau être un peu plus sereins, par à-coup tout se grippe et de nouveau les larmes coulent… et si ?

Le retour se fait plutôt en silence, chacun ruminant ses incertitudes. La matinée est passée vite, plus vite que prévu et comme nous avions décidé de manger sur la route, nous ne changeons pas d'avis. Cette pause est salutaire. Avant de faire face à l'angoisse des autres : la famille, les amis, les filles…

Là, j'informe Gilles que si notre bébé est effectivement trisomique, alors il n'y en aura pas d'autres. Tout cela est tellement dur à gérer. Car enfin, malgré les échographies, je suis la seule à la sentir bouger. Pour moi, elle est là et bien vivante. C'est un vrai crève-cœur que d'envisager, ne serait-ce qu'une seconde, qu'elle puisse ne pas être normale. Il me regarde et hoche la tête. Il comprend. Pour lui aussi, c'est difficile. Nous avisons un restaurant en bordure de route et nous décidons de nous y arrêter. L'endroit est clair, et accueille principalement des routiers ou des commerciaux. Qu'importe. La carte est attirante et les prix corrects. Après avoir pris un jus de fruits en guise d'apéritif, nous commandons. La conversation tourne autour de divers sujets, mais nous évitons ce qui nous préoccupe. Jusqu'au moment où nous passons au comptoir pour régler l'addition.

- Alors c'est pour quand ce bébé ? vous avez un sacré petit ventre !
- Euh… en fait… nous revenons de faire une amniocentèse, car il se peut qu'il y ait un souci.

Voilà, je l'ai dit avec le sourire et les yeux brouillés de larmes. La patronne, elle, ne sait pas comment réagir. Lorsque vous demandez à quelqu'un s'il va bien, vous attendez toujours une réponse positive. Et si ce n'est pas le cas, il y a comme un malaise. Ainsi, pour limiter l'embarras de la dame, je rajoute :

- Ce sont des choses qui peuvent arriver.

Toujours avec le sourire. De toute façon, elle n'y est pour rien. Sa question partait d'un bon sentiment, donc inutile de la fustiger. Nous partons après que Gilles a avalé son café. Nous ne sommes plus très loin de notre domicile et c'est à peine 14 h lorsque nous nous garons devant le perron.

Je décide de m'allonger, car, tout de même, je me suis levée aux aurores et après les filles vont rentrer de l'école donc le repos c'est maintenant ou pas du tout.

Cependant, essayer de fermer les yeux quand on est anxieux… c'est peine perdue.

Je me repose à tout le moins. Éviter les contractions inopportunes ne serait pas un mal. Du coup, je regarde la télévision. Il est vite 16 h 30.

Mes deux follettes arrivent, impatientes de savoir.

- Alors ? Elle est malade ?

C'est Émeline qui pose la question. Elle est la plus « trash » des deux. Elle ne se pollue pas la tête avec le doute ni les rancœurs. Elle dit ce qu'elle pense brut de décoffrage et après tu en fais ce que tu veux. Je ne me vexe jamais avec elle sinon je serai, tout le temps, piquée. Gwenaëlle est beaucoup plus discrète, mais elle n'en pense pas moins. Elle est à fleur de peau et tout ce qu'on lui dit résonne dans sa tête et son âme.

- On ne sait pas en fait. Il y a de fortes chances pour que tout soit normal, mais on ne sait jamais.
- Tu sauras quand ?
- Vendredi

Le tour du sujet est fait, affaire classée, maintenant on peut gouter. Et faire les devoirs. Car pour Émeline, les devoirs c'est primordial ! Finalement, ce n'est pas plus mal ainsi, car si je devais, en plus, subir le larmoiement de mes filles, surement que je deviendrais folle. Entre tartines beurrées, exercices de mathématiques et le bain du soir, la soirée passe. Une fois couchés avec Gilles, nous regardons la télévision. Le sujet du bébé n'est pas abordé. Fatigués, physiquement et nerveusement, nous ne tardons pas à basculer dans le monde de la nuit. Demain est un autre jour. Cela tombe bien, c'est mercredi, donc un jour sans école et avec les filles. Quand elles sont là et bien je n'ai pas le temps de cogiter… ni même de faire quoi que ce soit ! Ce qui dans la situation présente est plutôt bienvenu. Étant amatrice de peinture, à l'occasion, j'apprécie de faire une petite toile, comme ça pour le plaisir. Ce jour-là, nous décidons, les filles et moi, de peinturlurer, il s'agit simplement de jeter ses idées en vrac sur le châssis entoilé. La couleur se met comme elle en a envie. Lorsque je peins, je ne respecte aucun paramètre, il en est de même d'ailleurs pour l'écriture. Si tout est fait de manière académique, les œuvres perdent de leur magie. Quand ce sont des enfants qui agissent alors il faut laisser encore plus de liberté. Le résultat dépasse l'imagination, je dois le dire !

Ce mercredi se déroule assez bien, l'angoisse sur le banc de touche. Nous nous retrouvons dans la baignoire pour un barbotage dans les règles.

L'heure du souper arrive et là, tout le monde répond présent. L'appel de l'estomac n'est pas une rigolade !

Le vendredi matin lorsque le réveil sonne, tous mes sens sont en alerte. La journée du jeudi est passée de manière un peu monotone : entre téléphone et télévision, lecture de revues médicales.

Il est 7 h 30 et déjà je suis sur les charbons ardents. Gilles doit aller faire des courses avec son frère et je dois avouer, à postériori, que je lui en ai voulu. Bien sûr que l'idée de son frangin, d'aller le balader ce jour-là, était à la base une bonne idée… mais me planter comme ça, ce jour-là précisément… c'était super dur. Car pendant que je ruminais mes angoisses toute seule, puissance dix, lui était en ballade avec quelqu'un… et trompait les siennes de manières plus discrètes. Bien que la plupart de mes amies m'aient prévenu que plus les résultats étaient longs à venir, mieux c'était, moi, je n'arrive pas à me défaire d'un sombre pressentiment.

Et si c'était le contraire ?

Et s'il y avait un souci ?

À 10 h, je n'y tiens plus et je regarde sur les papiers que j'ai, concernant la Croix Rousse, s'il y a un numéro de téléphone. Il y en a un !

J'appelle et là :

- Bonjour, vous êtes bien sur le central des hôpitaux de Lyon…

Mince ! ce n'est pas une ligne directe. J'ai la certitude que je vais pleurer avant d'avoir pu parler à une secrétaire.

Quand, au bout d'un quart d'heure, je n'ai toujours pas trouvé comment atteindre ce satané service de néonatalogie, je pète un câble ! je me mets à sangloter de façon compulsive et rien ne m'arrête. Une fois la crise passée, je recommence et cette fois-ci, je patiente, je tape sur la touche étoile ou dièse selon l'envie du répondeur. Au moment où je ne m'y attends plus, la voix qui me répond fait partie du sein des saints !!

C'est d'une voix chevrotante que je demande si les résultats me concernant sont prêts.

- Attendez, je vais voir.

Efficace.

- Je vous passe le Docteur…

Ce n'est pas bon… pour que le Docteur veuille me parler, ce n'est pas bon. La boule qui se balade dans ma gorge depuis trois jours semble doubler de volume. Je cherche ma respiration désespérément. À ce moment-là, des coups de pied virulents agitent mon ventre.

Oh lala, que c'est dur !

- Oui, bonjour madame. J'allais vous appeler. Nous avons les premiers résultats. Les autres seront disponibles d'ici trois semaines, car il faut attendre que la culture porte ses fruits. Bon… et bien c'est tout positif !

Quoi ???!

Mon bébé est trisomique…

L'horreur monte comme une lame de fond et menace de m'engloutir tout entière.

- Vous voilà rassuré. T15 : rien, T18 : rien, T21 : rien, anomalies sexuelles : aucunes.

Quoi ???!

- Votre bébé va très bien. Ce sera un petit modèle, mais elle est en très bonne santé.

Oh lala ! cette fois-ci, je pleure… de soulagement. Tout va bien, elle va bien.

Mais ces autres résultats, c'est quoi au juste ?

- Euh… et bin merci. Et pour les autres conclusions ?

- Ne vous inquiétez pas, ce sont des examens de routine et il n'y a pas lieu de vous angoisser.

Voilà.

Toute cette angoisse pour rien. Attention, n'allez pas imaginer que j'espérai un truc bizarre, mais j'en veux un peu, oui beaucoup, à l'échographe de base qui nous a mis dans cette panade. S'il ne nous avait pas affolés avec cette histoire de taille trop petite et tout le bataclan et bien… je ne serais pas en train de larmoyer. La décompensation psychologique me laisse vide.

Dans cette inertie, je me dis que je dois appeler… mais qui ?

Gilles ?

Ma mère ?

Lequel, en premier ?

Je dois avouer, à ma grande honte, que c'est la deuxième que j'appelle avant. Un petit ressentiment pour m'avoir laissée seule ? Surement.

C'est entre rires et larmes que je parle avec maman. Elle me demande pourquoi je pleure puisque tout va bien. C'est vrai ça… pourquoi ?

Quelques fois, je me demande si ma mère est dotée de cette facilité, qu'ont les femmes à s'épancher ?

Peut-être, est-ce une option, que finalement, elle n'a pas choisie… En tous les cas, moi, j'en suis dotée, il n'y a pas de doutes. Puis elle me demande si j'ai prévenu Gilles…

- … oui…

Facile !

Heureusement, elle en reste là et la conversation prend fin, car on sonne à la porte d'entrée : sauvée par le gong !

C'est le facteur qui a un recommandé.

Après avoir apposé ma griffe, je me décide à appeler Gilles. Il répond à la première sonnerie.

- J'ai les résultats
- Alors ?
- Tout est OK. Elle va bien.

À l'autre bout du téléphone, j'entends un soupir où se mélangent soulagement et lassitude. Car lui aussi n'a pas été épargné durant ces dernières semaines et là, c'est la coupe qui déborde. En bruit de fond, mon beau-frère nous congratule : il est super content que tout aille bien.

Re-sonnette d'entrée !

Bon, c'est le défilé aujourd'hui !

J'ouvre tout en tenant le combiné du téléphone contre mon oreille. C'est ma belle-mère. Oh bon sang, mais c'est quelle heure ?

Midi ! Mes filles mangeant à la cantine, je n'ai pas vu l'heure passer. Zut ! Heureusement que Gilles mange avec son frérot, je vais tirer droit : pour moi, ce sera un chocolat chaud et une tartine… Ah la gourmandise !

- Alors, ils t'ont appelé ?

Belle-maman attend suspendue à mes lèvres :

- Oui, enfin, c'est moi qui ai appelé. Tout va bien.

- C'est vrai ? Oh comme je suis contente.

Quelques larmes s'échappent de nos canaux lacrymaux. Nous sommes au bout de nos peurs et de nos angoisses… maintenant, il n'y a plus qu'à attendre patiemment la délivrance.

Étant donné que l'on est à la veille de la Saint Valentin et que les filles vont aller chez leur père, nous décidons, Gilles et moi, de nous offrir un restaurant pour fêter ce dénouement heureux.

Mais vu ma grossesse, pour une fois, je fais l'impasse sur les traditionnelles moules frites pour me faire plaisir avec un morceau de viande. Et comme je ne suis pas immunisée contre la toxoplasmose, je demande une cuisson… bien cuite !

Évidemment, je me retrouve avec une semelle dans mon assiette. Ce n'est pas la faute du resto, hein ?!

Bah oui, tout le monde sait que la viande trop cuite, surtout le bœuf, c'est immangeable.

Donc au temps pour moi.

La prochaine fois, je ne prendrai que des frites et le dessert.

Chaque fois que je vais dans un restaurant, je me demande pourquoi il n'y a pas que des desserts.

Voilà qui serait sacrément bon et original, en tout cas pour moi.

Et puis bon avec ou sans viande, ma morphologie ne risque rien. Gilles, lui, a un métabolisme qui lui permet de manger ce qu'il veut, comme il veut, et toujours ressembler à un top model. Et ce soir-là, il ne se prive pas. Maintenant que ses peurs sont lettre morte, il se lâche. Dans son regard, je vois danser la flamme de la joie. Du coup, le sexe du bébé n'a plus d'importance. Une fille, c'est parfait !

Pourquoi tenait-il tant à un garçon ?

Pour reprendre son exploitation ?

Qui peut dire si cela aurait été le cas ?

Puis enfin, même une fille peut décider de prendre la direction de l'affaire paternelle. Quelquefois, c'est même elles qui réussissent le mieux.

Personnellement, je ne me voyais pas avec un petit mec. C'est viscéral… je n'arrive pas à l'expliquer.

Psychologique tout ça.

Mais plus tard, je me pencherai sur cette énigme.

Promis !

Nous sommes au mois de février 2003 et ma libération est prévue pour le 5 mai. J'arrive dans ce que j'appelle la dernière ligne droite. À partir de ce moment-là, je vais être prise en charge par le centre hospitalier où je vais accoucher.

Merveilleux, n'est-ce pas ?

Le gynécologue va enfin me voir. Et il aura de quoi lire. Car cette fois, mon dossier s'est alourdi. Il ne manque pas de me demander le pourquoi du comment. Aux vues des évènements, il décide de procéder à une échographie de contrôle à chaque visite. Ce qui me rassure. Et ce qui apparait nettement, c'est que je vais avoir une crevette. Il m'annonce, approximativement, un bébé de moins de 3 kgs. Pour la taille, c'est difficile à dire. Je ferai avec. Après tout, ma cadette, Émeline, faisait à peine 3 100 kilos et 47 cm, donc plutôt finette.

L'important c'est que le reste fonctionne… après comme les anciens disent : la bonne taille, c'est quand les pieds touchent par terre.

Les mois passent assez rapidement, le printemps se fait sentir.

21 avril 2003.

Ce jour-là, c'est la vogue dans le village voisin et comme chaque année nous sommes appelés par les amis et collègues pour aller les rejoindre. Moi, ça ne me dit rien. J'ai un ventre énorme et faire le piquet devant la buvette : non merci.

Puis j'ai tout le temps envie d'uriner : ça, c'est le bonheur des femmes enceintes ! Quand je prévois une course, je prévois aussi le coin de la pause pipi ! Car il n'y a rien de plus gênant que de sentir les gouttelettes qui s'échappent le long de mes cuisses.

De plus, quand c'est la troisième grossesse, et que j'ai royalement fait l'impasse sur la rééducation périnéale après mes premiers accouchements, et bien ce genre de situation est monnaie courante.

C'est pourquoi, cette année, la vogue se passera de moi. Gilles décide de ne pas y aller, non plus.

Le soir, nous nous couchons, lui regarde la télévision et avant de sombrer dans le sommeil, il fait un bisou à sa fille sur mon ventre. Et là, c'est fou ça… elle le reconnait ! Elle vient se coller contre l'endroit où il pose sa main. En observant les formes de mon ventre, nous voyons les mouvements qu'elle fait. C'est impressionnant ! Ce soir-là, j'ai du mal à m'endormir. Même si elle bouge moins c'est encore très fréquent et je ne sais plus comment me mettre dans le lit !

Vivement l'accouchement ! Si l'on ne dort pas la nuit… nous saurons pourquoi !

22 avril 2003.

C'est les vacances scolaires donc je n'ai pas besoin de me lever pour réveiller les filles. D'ailleurs, elles sont chez leur père. Je me réveille tard. Le lendemain, Gwen a rendez-vous chez l'ORL pour savoir quand se fera la pose des diabolos. Elle est sujette à des otites répétitives qui lui ont fait perdre de l'audition. D'où la nécessité de cette intervention. Du coup, je suis seule.

Je petit-déjeune. Je fais un peu de rangement. Je vérifie pour la énième fois ma valise : tout est OK.

Je me pose devant la télévision. Je me sens bizarre.

À midi, pendant le repas, Gilles fait allusion à la « loupette », c'est notre fille…

Je ne me rappelle plus ce qu'il a dit, mais je ne réponds pas… il y a quelque chose qui cloche… mais je ne sais pas quoi ?

Après son départ, je m'allonge sur le canapé pour regarder une série télé et je crois bien que je n'ai même pas vu le générique de début. Le sommeil me prend et je m'endors profondément. Lorsque je reviens à moi à moitié dans le brouillard, je vais me faire couler un bain.

Il faut dire que je suis addict aux bains. Je trouve que c'est reposant, apaisant, et je sais qu'après l'accouchement, je ne pourrai plus en prendre pendant quelque temps.

Donc je savoure.

Mais je ne suis pas tranquille. Pas rassurée.

Il est 17 h.

J'appelle le cabinet médical pour avoir un rendez-vous tout de suite.

Non.

C'est complet.

Pourquoi ?

Je n'en sais rien… j'ai un doute…

J'appelle Gilles et lui dis que je vais aller aux urgences de l'hôpital où je dois accoucher.

Pourquoi ?

J'ai un mauvais pressentiment.

Il décide de venir avec moi.

Je pleure.

Il tente de me rassurer.

À l'hôpital, nous sommes très vite pris en charge par un interne en gynécologie. Une infirmière me pose les pastilles du monitoring, mais celui-ci ne marche pas !

Une échographie est pratiquée.

L'interne mâchonne le bâton en plastique d'une sucette. L'infirmière se trouve à côté de lui. Cet endroit, qui tient plus du placard à balai que d'une pièce médicale, est minuscule. C'est tout juste si Gilles arrive à trouver un coin pour se caser. La sonde de la machine navigue sur mon ventre rebondi, j'ai le regard rivé sur l'écran de contrôle.

Personne ne parle…

Je vois le visage de l'interne qui se décompose, le manche de la sucette ne bouge plus…
Pourquoi est-ce que je me souviens de ce détail ?
Je ne le sais pas.
Mais de ce jour, je retiendrai la date et ce bâton de sucette en plastique.
- Je suis désolé…
Inutile d'aller plus loin.
Je l'avais senti venir…
Deviné.
Sur la petite télé…
Pas de point clignotant indiquant un petit cœur qui bat…
- Il n'y a plus d'activité cardiaque…

L'ENFER N'EST PAS QUE POUR LES AUTRES

À ce moment-là, je ne peux pas décrire la douleur qui monte en moi. C'est insoutenable. Gilles s'effondre sur moi, ne pouvant pas croire ce que l'on vient de nous annoncer. Je me rappelle avoir hurlé à moins que ce ne soit qu'une sensation… dire que nous étions anéantis est un euphémisme. Notre incompréhension semble flotter dans la pièce.

- Mais… ?

Cette supplique que j'adresse au jeune homme, les yeux débordant de larmes, le met au supplice. Il nous regarde tous les deux et tout en secouant la tête, il répète :

- Je suis désolé.
- Un médecin va venir vous voir.

C'est l'infirmière qui parle. On se connait de vue toutes les deux et elle se montre très attentive.

- Venez avec moi. Je vais vous installer dans une chambre en attendant que le Docteur passe.

Gilles et moi, nous nous soutenons comme nous le pouvons.

Le cauchemar commence juste.

Dans ma tête, je me dis que l'on va faire une césarienne, ce soir.

Le plus vite sera le mieux.

Être débarrassée…

- Si vous voulez téléphoner, allez-y… et pour revenir, sonnez et l'on viendra vous ouvrir.

C'est vrai, il faut prévenir.

Nous redescendons dans le hall de l'hôpital et nous constatons que les cabines sont toutes prises et qu'il y a de l'attente. Finalement, nous allons nous asseoir sur un banc, dehors. Et Gilles sort son portable de sa poche.

- Tu veux appeler tes parents en premier ?

Qu'importe, cette fois-ci, malheureusement… Premier, dernier : ça ne changera rien à la situation.

- Oui.

Je compose le numéro.

- Allô ?

Cette voix, je la reconnaitrai entre mille. Celle de ma mère.

- C'est moi.
- Ah oui. Alors ça se prépare ?
- J'ai une mauvaise nouvelle.
- Qu'est-ce qui se passe ?
- Elle est morte.

Les sanglots m'étouffent et les pleurs de Gilles m'emplissent comme une drogue.

- Quoi ???
- Il n'y a plus d'activité cardiaque…
- Mais comment ça… que s'est-il passé ?
- Je ne sais pas… je ne la sentais pas bouger depuis ce matin. Je ne comprends pas.
- Bon… et tu es où là ? Gilles est avec toi ?
- À l'hôpital. Oui, il est là.
- Bien, alors on monte.

J'ai juste le temps d'entendre ma mère appeler mon père. Elle a déjà raccroché.

À son tour, Gilles appelle chez ses parents, mais ça ne répond pas. Il appelle son frère. Sa belle-sœur qui décroche… et là, il pleure tellement qu'il n'arrive pas à parler, à dire, à lui dire. Je comprends qu'il lui demande de passer à la maison chercher la valise. Car pour nous il est évident que je vais rester ici cette nuit… de rappeler ses parents, car il n'y avait personne.

Ensuite, j'appelle ma sœur.

Sa réaction est très vive :

- Quoi ?! Tu es tombé ?
- Non.
- Mais ce n'est pas possible ça… tu as pris des médicaments ? Mangé quelque chose d'avarié ?
- Non. Je ne sais pas.

Cette phrase, je vais la répéter toute la soirée.

- Tu veux que je vienne ?
- Il y a déjà les parents qui montent…

Inutile que toute la famille débarque ! Puis il faut aussi que je prévienne les filles.

Comment annoncer à des enfants qu'il n'y aura pas de bébé ? Elles l'ont vu bouger dans mon ventre, elles l'ont même touché… Dur. Cela va être très dur.

Je tombe sur le répondeur. Je laisse un message en espérant qu'elles ne sont pas dans la pièce, à écouter. Je prie leur père de les mettre au courant avec tact. Puis j'appelle ma « tante ». En réalité, elle n'est rien du tout pour moi, mais nous nous sommes choisis comme ça. Nos affinités, nos ressemblances. Elle pourrait être ma mère. Je me confie beaucoup à elle. Avant que je n'emménage avec Gilles, nous nous voyions plusieurs fois par semaine, elle et moi. Elle me manque, je dois le dire. Là aussi, j'ai droit à un répondeur. Je laisse quelques mots pour qu'elle capte la situation.

Ayant fait le tour des personnes à avertir, du moins les plus importantes, nous remontons à l'étage « maternité ».

Comme un fait exprès, au moment où nous sonnons pour prévenir de notre retour, la porte s'ouvre pour livrer le passage à un jeune homme qui pousse un berceau. Ceux de la maternité : transparent avec l'étiquette collée au-dessus de la tête du bébé. Une étiquette bleue : un petit gars… et un papa tout ému.

La vue de ce petit ange paisible qui dort du sommeil du juste me laboure les tripes et me renvoie en pleine figure tout ce que je n'aurai pas…

L'infirmière qui a assisté à la scène me regarde avec gentillesse.

-	C'est très difficile… je vous comprends.

Oui, c'est très dur. Comprend-elle vraiment ?

Peut-être… après tout, j'ignore sa vie : aussi bien, elle a vécu le même drame que moi.

Nous retrouvons la chambre que nous avons quittée quelques minutes auparavant.

-	De la visite pour vous… vos parents, madame, je crois.

Eh bien, pour une fois, ils ont dû appuyer sur le champignon !

-	Oui, nous les attendions.

-	Avec mes parents, il y a toujours comme une ligne de démarcation que ni eux, ni moi, nous ne dépassons.

Aujourd'hui, ne fais pas exception à la règle.

Assez bizarrement, c'est Gilles qui tombe dans les bras de mon père. Peut-être parce que c'est un homme et qu'il ne pense pas aux implications de son geste. Il recherche avant tout un soutien et il le reçoit.

-	Tu as vu un médecin ?

-	Non ; toujours pas.

-	Bon alors, comment ça s'est passé ?

-	Que veux-tu que je te dise ? Hier soir, elle bougeait et ce matin plus rien… je ne saisis pas ce qui a pu arriver. La dernière écho vendredi dernier était nickel !

Tout cela me mine.

Que s'est-il passé ?

À ce moment-là, une sage-femme vient nous voir. Elle souhaite s'entretenir avec nous donc mes parents sont reconduits dans le hall de l'étage.

-	C'est vraiment terrible ce qui vous arrive.

-	Oui.

- Nous attendons que le médecin passe vous voir, mais il est pris avec une césarienne et nous ignorons pour combien de temps il en a…

Quelques secondes de silence passent :

- … alors ce bébé, c'était quoi ?
- Une fille
- Vous aviez choisi un prénom ?
- Oui. Léana.
- C'est très joli. C'est votre première grossesse ?
- Non, j'ai déjà deux grandes filles. Elles ont huit et neuf ans. La plus grande devait être la marraine…

Oh bon sang que c'est difficile…

Tout un rêve qui s'effondre.

Comment vont le vivre les grandes ?

Et cette douleur qui monte en moi comme la lave d'un volcan : corrosive, brûlante, destructive.

Je contemple mon ventre dans lequel ma fille a fait son linceul.

Alors je pose la question :

- Est-ce que je vais avoir une césarienne cette nuit ?
- Non.
- Non ?
- Non, il n'y aura pas de césarienne, enfin je ne le crois pas. Cela, c'est le Docteur qui le dira.

Je suis anéantie. En réalité, je pleure de manière incontrôlée et continue. Mes yeux me brûlent, ils sont rouges, gonflés. Et l'heure tourne sur le cadran immense de la pendule accrochée en face de moi.

Bientôt 22 heures. Depuis 17 h 30 que l'on est arrivé et que le diagnostic est tombé sur nos têtes, nous attendons pour voir le gynécologue qui est de service ce soir. D'après mes renseignements, ce n'est pas celui qui me suit. C'est bien ma veine ! Déjà que l'on a du mal à trouver un médecin spécialisé, ici, quand on en a enfin un, il n'est même pas là le jour où j'ai besoin de lui. Il est en vacances. Je l'admets, dans le corps médical il y a aussi des parents, et ils peuvent avoir envie de prendre des congés en même temps que leurs enfants pour en profiter. Seulement, quand je me retrouve dans une situation délicate comme celle que je vis aujourd'hui, toutes mes bonnes pensées disparaissent et je ne vois que l'aspect négatif !

Mon bébé est mort dans mon utérus, je ne sais pas pourquoi et mon gynéco est en vacances !

-    C'est qui le Docteur, ce soir ?

La réponse n'a pas une importance capitale, car il y a une dominante que je ne dois pas oublier : je n'ai pas le choix.

Je suis seule avec la jeune femme, car entretemps Gilles est sorti pour tenir compagnie à sa famille. Ils sont tous dans le hall de l'étage : ses parents, mes parents, son frère et sa belle-sœur.

Si pour moi, cette soirée est un cauchemar à l'état pur, pour mon entourage ce n'est guère mieux.

Tout le monde est en questionnement.

Et les soucis du deuxième trimestre reprennent du volume. Et si cette petite taille, qui avait été mise en exergue, avait été la prémisse de ce qu'il se passe aujourd'hui ? Avec tous les examens que j'ai subis à ce moment-là, comment se fait-il que rien n'ait été détecté ?

À ce moment-là, un courant d'air vient s'infiltrer sous la blouse que l'hôpital m'a donnée.

Je suis assise sur le lit, nue sous la blouse.

C'est le docteur !

Enfin, je sais que c'est lui, car je le connais de vue, je l'ai déjà croisé dans les couloirs. Il porte une blouse verte, maculée de sang. C'est une césarienne qu'il a faite ou une boucherie ?!

La sage-femme lui donne les renseignements concernant les résultats du prélèvement vaginal, le résultat de la prise de sang qu'elle m'a fait… les clichés de l'échographie.

Il me fait signe de m'allonger.

-   Bonsoir, je suis le Docteur… c'est moi qui vais vous examiner. Vous permettez ?

Joignant le geste à la parole, il commence à écarter mes jambes pour atteindre mon intimité.

Je constate qu'il est un habitué, car, ni une, ni deux, il est dans les lieux !

D'une main, il pousse sur mon ventre et l'autre qui est à l'intérieur de mon vagin, tâtonne.

-   Dilatation à 3… vous avez eu des contractions ?

-   Non… enfin pas des vraies.

-   Bien, ce sera tout pour ce soir.

En même temps, il ôte les gants en latex qu'il avait mis et les jette dans une poubelle.

-   Euh… mais… vous ne me faites pas une césarienne ?

Il me regarde avec commisération. Il est 23 h !

-   Non madame. Une césarienne est un acte chirurgical qui n'est pas anodin. Je comprends votre désir d'en finir le plus vite possible… mais vous êtes encore jeune… 33 ans… et je suis sûr que dans cet utérus il va y avoir un autre bébé ou peut-être même plusieurs autres. Pratiquer une ouverture dans votre abdomen peut laisser des séquelles… donc un accouchement par voix basse va être envisagé. En revanche, rassurez-vous, on vous posera une péridurale assez dosée pour que vous n'ayez pas à souffrir du travail. Vous pouvez choisir, si au moment de l'expulsion, vous désirez une anesthésie générale, nous pouvons le faire. Les sages-femmes savent ce qu'il faut faire dans ce genre de situation. Une fois l'accouchement terminé, nous devrons procéder à une autopsie. C'est la loi. À moins que les causes du décès apparaissent de manières physiques et évidentes. Et puis, il vaut mieux essayer de savoir ce qu'il s'est passé pour pouvoir gérer correctement vos futures grossesses. Voilà, je vous libère. Voyez avec l'infirmière si vous désirez coucher ici cette nuit ou si vous souhaitez rentrer chez vous. C'est comme vous voulez…

Il est sorti. Dans ma tête, c'est la tempête.

- Je vais appeler votre mari si vous voulez ? me demande l'infirmière.

Je ne la reprends pas : Gilles et moi ne sommes pas mariés, mais là, franchement, c'est le cadet de mes soucis.

- Euh… oui… merci.

Une autopsie… accouchement normal… péridurale…

Les mots valsent sous mon crâne et la migraine enfle, tape, et je pleure encore.

Les mains sur mon ventre, comme une habitude, mais aujourd'hui, il n'y a plus d'abonné au numéro demandé. Je prends la mesure de ma situation et j'étouffe les sanglots qui me secouent. J'ai mal partout.

Gilles revient flanqué de la jeune femme. Dans sa main : deux comprimés.

- Si vous souhaitez dormir ici, madame, il n'y a pas de soucis…
- Non !

La réponse a fusé sans que je puisse la retenir. Je ressens comme un besoin viscéral de me retrouver chez moi. De me poser pour faire le point.

- Non… je préfère rentrer chez moi.
- Bien sûr. Alors, vous revenez demain matin à 7 h 30. Nous vous installerons dans une salle de travail. Ensuite, l'anesthésiste passera pour poser la péri…
- Et le bébé ?

Eh oui, que va-t-on faire du bébé ?

Je vois à l'expression qu'elle fait qu'elle ne sait pas trop quoi répondre. Jusqu'à maintenant, elle a super bien géré mes angoisses en m'écoutant, mais là : panique !

-       Euh… une assistance sociale passera vous voir pour ces détails. Tenez.

Elle me tend les deux pastilles qu'elle a dans la paume de sa main.

-       Ce sont des somnifères. Prenez-en un chacun ce soir. Cela vous évitera de trop penser.

J'apprécie la démarche. Je me voyais déjà passer une nuit blanche. Ce qui, entre nous, n'aurait rien d'étonnant.

Nous sommes le 22 avril 2003 et ce jour-là ma vie à changer de façon irréversible.

Enfin, nous sortons du service maternité et nous retrouvons la famille de Gilles. Mes parents, quant à eux, sont partis. Ils reviendront demain. Ma belle-mère ne cache pas sa surprise de me voir là. Elle supposait que j'étais en salle de travail. Personne ne les a tenus au courant de rien. Gilles cherche du réconfort dans les bras de son père et de son frère. Une force masculine qui pourrait le décharger un peu de sa souffrance.

La valise est là et elle repart avec nous.

Sur le parking où la nuit a repris ses droits, c'est grâce aux lampadaires que l'on retrouve nos voitures.

Ma belle-mère propose de nous ramener et de conduire notre auto. Gilles n'est pas en état de le faire. Elle suggère aussi de coucher sur notre canapé, pour nous tenir compagnie. Nous refusons. Ma belle-sœur me rappelle que l'on peut appeler à toutes heures, même la nuit, si ça ne va pas. Gilles écoute ses messages sur son portable. Mon ex a appelé et il demande qu'on le tienne au courant, de le rappeler le soir même, quelle que soit l'heure. Il est minuit. J'appelle pour lui signifier que j'accoucherai le lendemain matin et que, pour après, eh bien c'est le flou…

Je suis vannée, sonnée, et complètement sens dessus dessous.

23 avril 2003 : ma vie vient de basculer.

Le chemin du retour se fait dans une sorte de brume et mes souvenirs sont un peu entachés d'absence. Nous nous garons devant la maison et lorsque j'ouvre la porte, je me prends un grand coup dans la figure. Bien en évidence, sur l'évier, le porte biberon, à la salle de bain, la table à langer avec les couches xxs ; dans notre chambre, la petite armoire où j'avais rangé par catégorie les bodys, les pyjamas, les brassières… Dans la salle à manger le petit lit de voyage… tout cela ne servira pas. Et en vidant la valise dans laquelle j'avais disposé les petites affaires, les larmes inondent mes joues. Tellement, que je suis obligée de m'asseoir sur le lit qui se trouve derrière moi, pour ne pas tomber. Ma belle-mère est là et elle aussi, elle pleure.

- Je vais rester… vous ne pouvez pas rester seuls…

Gilles et moi répondons d'une seule voix :

- Non.

Alors mes beaux-parents s'en vont, et surement que leur nuit, à eux, sera aussi noire que la nôtre.

Enfin seuls, depuis cet après-midi. J'ai l'impression d'avoir vieilli de dix ans.

Nous nous enlaçons et laissons libre cours à notre peine. Il est 1 h du matin. Nous n'avons pas mangé depuis midi. Je sais que pour le lendemain, enfin que dis-je dans quelques heures, je dois être à jeun alors je décide de faire une tisane. C'est tout ce qui arrive à passer de toute façon. Nous en profitons pour avaler le comprimé que l'infirmière m'a donné. Un chacun.

Contrairement à nos suppositions, nous nous endormons sans problème. La combinaison du médicament et de nos pleurs incessants a eu raison de nous. Ce n'est pas plus mal. À 6 h 30, nous sommes réveillés. La nuit a été très courte et là tout revient comme un boomerang.

Le téléphone sonne. C'est ma « tante ».

- Allô ? C'est moi…

- Oui.

- Je ne savais pas que tu serais là. Alors tu as accouché ?

- Non. J'y vais ce matin. Accouchement normal par voie basse, mais sous anesthésie costaud.

- Oh lala ! ma pauvre… mais qu'est-ce qui s'est passé ?
- Une autopsie va être pratiquée pour déterminer les causes du décès.
- Et après ?
- Je ne veux pas la voir. Nous allons faire don de son corps à la médecine…
- Ah… je comprends… je te rappellerai… bisous.

Un petit tour à la salle de bain, brossage de dents, coup de peigne. C'est l'heure de partir. Un dernier regard sur la petite armoire que je n'ouvrirai plus.

C'est le 23 avril 2003 et c'est un mercredi.

Le jour des enfants.

Pour moi, ce sera celui de la naissance et de la mort de ma fille.

Nous arrivons sur le parking de l'hôpital où tout est silencieux. Lentement, la nature se réveille et quelques sifflements d'oiseaux se font entendre. Le chemin jusqu'au premier étage n'a plus de secrets pour nous. Nous y allons sans chercher sur les grands panneaux d'informations qui inondent le hall d'entrée. Ici, toutes sortes de personnes gravitent autour des distributeurs de boissons et de nourritures. C'est le quartier vivant de l'hôpital. Il y a des malades qui se trimballent avec leur déambulateur ou leur perfusion, les familles des malades qui les accompagnent, les visiteurs, ceux qui ont un RDV, le corps médical… Ça se croise, ça se salue, des relations se forment… mais d'une manière générale c'est l'indifférence qui remporte la palme.

On vient d'arriver dans le service où tout le monde semble au courant de nos malheurs. Entre infirmières, sages-femmes et internes, c'est un peu la galère pour nous de nous y retrouver. Elles sont toutes très gentilles et aimables. Deux sages-femmes vont s'occuper de moi durant cette épreuve. L'une d'entre elles, la plus âgée, m'explique à quel point c'est dur pour elle ce genre de situation. Elle a choisi de faire ce métier pour donner la vie, pour accompagner une femme dans un travail de consécration… mais il arrive, quelques fois, que l'histoire tourne mal et alors c'est difficile.

Car accoucher une femme de son enfant mort n'est pas ce que l'on peut appeler un heureux dénouement.

Elle me pose diverses perfusions, dont une qui contient du Tranxène. C'est efficace.

Puis c'est l'anesthésiste qui passe pour fixer la péridurale. Je ne pense pas à la longueur de l'aiguille, je me concentre à faire le dos rond malgré mon ventre qui me gêne. Je sens une décharge électrique dans mes jambes puis plus rien. En fait, assez rapidement, je suis comme dans du coton. J'ai conscience que je continue de pleurer de manière sporadique. Je suis dans les vapes complètement. Gilles qui me parle pour me rassurer et pour ne pas sombrer, finalement, c'est pour lui que cela va s'avérer le plus dur. Lui n'a pas de calmants pour l'aider. Il doit faire face à mon inactivité, à ce qui va arriver, à sa douleur… tout seul.

Comme pour mes précédents accouchements, je fais durer le travail. Je ne sens pas les contractions. Seuls les tracés que rejette l'imprimante du monitoring me les signalent. Je suis complètement engourdie. Mes membres inférieurs pèsent du plomb et je lutte contre le sommeil, mais je n'y arrive pas. Je suis entre Terre et Ciel jusqu'au moment où la sage-femme, après un doigté minutieux, m'annonce que l'expulsion va avoir lieu. La dilatation est complète. Elle me demande si je souhaite être endormie pendant cette phase finale. Je réponds oui. Elle impose à Gilles de sortir. C'est le moment crucial et si au cours des accouchements « normaux » il est conseillé au futur papa d'être là, là, ce n'est pas le cas. Elle me demande si je veux voir le bébé après, je dis non. Elle ne répond pas. L'anesthésiste arrive, il prend mon bras, me demande de compter jusqu'à 10.

- 1, 2, 3…

C'est le noir.

Lorsque je reviens à moi, je pleure.

Gilles est là, il pleure.

-    Elle est partie…

C'est la première phrase que je prononce et en même temps je mesure l'ampleur de ma peine. Mes pleurs deviennent incoercibles. Gilles pose sa tête sur mon ventre et ce qui me vient à l'esprit c'est que peut-être notre histoire ne va pas survivre à ce drame. Tout en lui caressant les tempes, je me dis que le chemin va être long pour rebondir.

Puis il se relève, et le visage inondé de larmes, il me dit :

-    Tu sais, elle est tellement belle… tellement parfaite.

Je le regarde, perplexe, un peu étonnée quand même. Certes, nous l'avons fantasmé, imaginé, cette fillette, mais on ne l'a jamais vue.

-    Je l'ai vue…

Alors, finalement, il a cédé. Je m'en sens incapable.

-    Ta sœur et ta mère sont là. Tu veux les voir ?

Je réponds par l'affirmative, alors il sort et reviens quelques instants plus tard, accompagné. Ma sœur me semble avoir pris un coup de vieux. Sa minceur extrême associée à son chagrin la font paraitre encore plus maladive. Quant à ma mère, elle est défaite. Les larmes perlent derrière les carreaux de ses lunettes. Ma sœur me prend la main comme pour m'insuffler un peu de courage. Mais les effets du Tranxène sont toujours là et je lutte pour garder les yeux ouverts. La sage-femme me regarde et redemande :

-    Souhaitez-vous voir votre bébé ?

Je secoue la tête négativement. Je ne peux pas. J'ai peur. Ma sœur alors l'interpelle avant qu'elle ne disparaisse dans le couloir.

-    Si elle change d'avis ?

-    Nous allons garder le corps ici encore quelques minutes puis il sera transféré à la morgue de l'hôpital.

-    Merci.

Ma sœur sourit à la sage-femme. Mon regard noyé va de l'une à l'autre et je leur pose la question :

- Vous l'avez vue ?

Avec un ensemble parfait, elles me disent oui.

En fait, ce que j'ignore, c'est que dans un cas comme ça, le corps médical demande à la famille de venir constater le décès ou reconnaitre le « cadavre ».

Elles ont donc accepté immédiatement comme si c'était naturel.

Elles ont encouragé, par la suite, Gilles à faire de même et elles poursuivent leurs efforts avec moi.

- Tu sais, elle est très belle… pas marquée du tout… si tu ne la vois pas, tu parleras d'elle, tu auras un prénom, mais pas d'image.
- Chérie… Fais-le… sinon tu vas le regretter.

Ma tête me tourne face à toutes ces demandes et je cède…

Ma sœur va chercher la sage-femme et lui fait part de ma décision. Elle doit être habituée, car elle ne montre aucune émotion, ni de ras le bol face à mon papillonnage. Elle pousse une table à roulettes sur laquelle repose ma fille. Elle est nue avec le cordon, qui n'a pas été coupé, auprès de son corps et pour cause. C'est sur lui que se trouvent les raisons de son décès. Trois nœuds à 10 cm d'intervalle dont deux l'un sur l'autre. Elle n'a jamais vu ça en vingt ans de profession.

Elle m'explique : quand le travail a commencé, je ne l'ai pas senti, les premières contractions étant peu douloureuses. Mais, le bébé, en descendant, a tiré sur le cordon et les nœuds se sont resserrés de plus en plus jusqu'à ce que plus aucun échange n'ait lieu, entre lui et moi. Je le voyais bien : il y avait un tronçon de 10 cm couleur blanchâtre. Rien à voir avec le cordon autour du coup qui peut s'avérer aussi dangereux…

Elle était fine et pas spécialement petite. Dans un cas comme celui-là, les courbes poids/taille sont forcément faussées, car elle a subi un manque bien avant que tout ne soit fini. Il est évident qu'elle a vécu ses dernières semaines en tirant sur des réserves qu'elle n'avait pas.

Je la contemple et une douleur sans nom me saisit.

Quand cela va-t-il cesser ?

Vais-je arriver un jour à vivre sans pleurer ?

Pour l'heure, la réponse est non.

C'est ma fille, c'est Léana, elle est morte.

Elle pesait 2.444kgs… la taille ?

Elle n'a pas été mesurée… mais sa taille est grande dans mon cœur.

De ce jour-là, je me souviendrai que c'était le jour des enfants, de la date et de ma peine incommensurable.

Les deux heures réglementaires après un accouchement sont passées, ma fille a été emmenée à la morgue, ma famille est partie et moi je suis conduite dans une chambre. Ils ont eu la délicatesse de me mettre seule, malgré tout je suis dans le même service que les autres mamans. Certes, je suis dans le secteur de celles qui ont fait une fausse couche ou une grossesse extra-utérine… enfin des femmes qui ont vécu un traumatisme. J'ai demandé s'il y avait d'autres personnes dans la même situation que moi.

Non.

C'est mercredi et la question de savoir ce que l'on va faire de Léana n'a pas été abordée. Pour nous, il était clair que nous allions donner son corps à la médecine. Seulement, il y a quelques détails que nous ignorons. C'est l'assistante sociale qui nous informe :

- Vous êtes tenus de récupérer le corps de votre fille, car vous avez dépassé les 181 jours de grossesse et qu'elle va apparaitre sur les livres de l'État Civil. Vous devez lui donner un prénom.
- Nous pensions faire don de son corps…
- Croyez-moi, ce n'est pas pour vous forcer la main, mais réfléchissez bien. Tout d'abord, il n'est pas évident que l'école de médecine accepte, car il n'y a aucun organe à voir… Et puis, pour le moment, vous êtes dans le déni, mais dans quelques jours, vous apprécierez de pouvoir

aller vous recueillir quelque part. La retrouver par la pensée… que vous fassiez le choix d'un enterrement ou d'une crémation. Avoir un lieu pour aller la voir fait partie du travail de deuil. Je vois des familles qui vivent très mal l'attente lorsqu'il y a des autopsies qui sont obligatoires. Je vous en parle, car j'ai déjà vécu ces expériences. Pour vous, nul besoin d'en pratiquer une puisque les causes sont évidentes… et ce n'est pas plus mal. Mais si vous vous séparez de son corps maintenant, vous le regretterez plus tard.

Voilà une chose que l'on avait prévue. Notre pensée du moment est trop floue pour que l'on puisse adhérer totalement à ce qu'elle vient de nous énoncer. Une chose est sûre, c'est que l'on a 24 h pour prendre une décision concernant le corps de Léana.

Nous retrouvant seuls, nous essayons d'évaluer les choses. Je peux vous dire que ce n'est pas simple de prévoir les funérailles de son enfant. De façon générale, un décès n'est jamais une partie de plaisir, mais là, ça devient insoutenable.

Ma belle-mère, qui est arrivée pendant que nous étions en entretien avec l'assistante sociale et qui patientait dans le couloir, nous a rejoints. Face au discours que nous lui tenons, elle réagit plutôt bien. Elle prend les choses en main en appelant les pompes funèbres qu'elle connait. Elle nous demande si l'on veut un encart dans le journal… si l'on veut une messe… Mais elle est touchée, elle aussi, de plein fouet par ce drame et elle perd un peu d'objectivité. Elle nous suggère de ne pas faire de funérailles publiques. Personne ne l'a connu ce bébé et puis c'est privé…

Nous nous rangeons à cet avis, il n'y aura pas de veillée non plus. Cela se passera dans l'intimité familiale. Juste parents, frères et sœurs. Il est convenu que le lendemain, elle accompagnera son fils pour choisir le cercueil. Il est déjà 18 h 30 et nous commençons à entendre les chariots de nourritures qui s'avancent dans les couloirs. Ma belle-mère s'en va. Le bouche-à-oreille fonctionne à merveille dans les petits villages et elle a déjà eu plusieurs appels de personnes qui venaient s'enquérir de nous. C'est à la fois gentil et usant, car nous nous sentons obligés de répéter 10 fois, 100 fois la même histoire pour la même finalité.

Elle part pour aller rendre des comptes ou des nouvelles à ceux qui en ont demandé. Nous, de notre côté, nous apprécions de nous retrouver seuls. Pouvoir se parler et se toucher sans pleurer… c'est un mal utile. En attendant que l'on vienne me servir une soupe infâme, nous profitons d'un câlin un peu larmoyant, mais qui fait du bien.

Puis Gilles s'en va à son tour, il est épuisé moralement et physiquement. Il va aller souper chez ses parents afin de ne pas se retrouver seul. De mon côté, entre les visites des infirmières et des sages-femmes puis celle du médecin, je ne vois pas le temps passé. Grâce à un somnifère, je sombre dans un sommeil sans rêves jusqu'au lendemain. Mais le réveil est cruel. La réalité me rattrape avec une telle virulence que j'en reste sans réactions. Lorsque le petit déjeuner arrive, je n'ai pas très faim cependant je sens que je vais devoir faire des efforts. Je demande un thé : plus facile à avaler qu'un chocolat chaud. De plus, je suis nauséeuse à cause du traitement pour couper la montée de lait.

Le pire c'est ce sentiment de vide. Pas seulement physique… c'est plus profond que cela. Cela m'oppresse et je dois inspirer à fond pour arriver à faire entrer un peu d'air dans mes poumons.

La matinée est longue, surtout que j'entends les pleurs des bébés qui ne sont pas si loin. Je sais que Gilles ne viendra qu'en début d'après-midi, car ce matin il est allé acheter le cercueil pour notre fille. Je me sens inutile de ne pas pouvoir être là, avec lui, pour cet acte.

Puis le défilé commence : l'infirmière pour les soins consécutifs à l'accouchement, qui m'apprend que je n'ai pas de points. (C'est plutôt rare après l'usage des forceps) ; le médecin ; les aides de salles qui viennent faire le lit. J'en profite pour aller prendre une douche et tenter un passage aux toilettes. Pour moi, c'est la hantise : aller à la selle les lendemains d'accouchements. Je crains toujours que ça ne saigne encore plus que ce n'est déjà le cas. Cette fois-ci, tout se passe bien. En revanche, l'image que me renvoie le reflet du miroir me réjouit moins. J'ai l'impression d'avoir autant de ventre qu'avant… Pour l'heure, ce n'est pas ce qui importe le plus, mais tout de même. Je me dis qu'il va falloir que je perde ce poids rapidement pour envisager une autre grossesse. Car il est évident que mon histoire ne peut pas s'arrêter là, pas ainsi. Je ne suis pas du genre à rester sur un échec de la vie et la perte de ce bébé en est un. Mon sentiment d'inachevé est abyssal. Comme si ma vie s'était égarée à un carrefour du destin.

Comme si une main puissante avait changé la donne et que les cartes se soient mal dispersées.

Mais pourquoi ?

Pourquoi nous ?

Quand j'arrive à reconstruire ma vie dans une atmosphère de sérénité, avec un homme qui a la tête sur les épaules, qui a le sens des responsabilités, qui me respecte et m'aime… tout s'écroule.

Incroyable comme la vie peut prendre un virage à 180° en l'espace d'un rien de temps. Il y a une semaine, j'étais une femme enceinte comme des millions d'autres, je parlais nuits blanches et couches, montée de lait et petits pots. J'étais à mille lieues d'imaginer que je serai là aujourd'hui, perdue dans les affres d'une douleur indescriptible.

Gilles arrive, toujours aussi défait. Certains de nos amis, n'étant pas au courant de l'atroce évènement, laissaient des messages pour m'encourager : le terme approchait et je devais être en train de pousser…

Rappeler les gens pour leur expliquer qu'il n'y avait pas de bébé vivant.

Nous abordons le sujet du cercueil : il l'a choisi blanc et capitonné… pour qu'elle soit bien. Nous nous sentons défaillir.

L'enterrement est prévu pour le lendemain à 15 h. Il faut qu'il amène des vêtements pour Léana. La seule et unique robe que j'avais achetée et une paire de collants… Dieu que c'est dur. Ne pas pleurer… et puis une brassière pour qu'elle n'ait pas les bras nus…

Toc toc.

C'est mon ex qui arrive accompagné de mes deux grandes. Entre nous, le contact est difficile surtout dans un cas pareil. Si le bébé était né, il ne serait pas venu, mais là, c'est différent. Discrètement, il me souhaite d'être courageuse… la dernière fois que nous étions là, c'était pour la naissance de notre cadette !

L'eau a coulé sous les ponts depuis. Entre temps, il est devenu à nouveau papa.

Que ce soit Gilles ou le père de mes grandes, ils sentent intuitivement, que je dois rester seule avec les filles pour pouvoir leur parler.

Une fois, encore, c'est Eme qui va se montrer un rien, corrosive, mais je m'y attendais :

-   Elle est où ?

C'est une mise en route pour le moins agressive et je me sens déstabilisée. Ne seraient-elles pas au courant ?

-   Mais… papa ne vous a rien dit ?
-   Si, il nous a dit que Léana était morte, mais elle est où maintenant ?
-   Elle est à la morgue.
-   C'est quoi la morgue ?
-   C'est un endroit où l'on met les morts en attendant de les inhumer, de les enterrer si tu préfères…
-   Et Léana, elle va être enterrée ?
-   Oui.
-   Où ?
-   Au cimetière.
-   Ils vont la mettre comme ça… ? Dans la terre ?

-   Comment ça… Comme ça ?
-   Eh bin… Directement ?
-   Non. Nous allons l'habiller et puis nous allons la mettre dans un cercueil.
-   C'est quoi un cercueil ?
-   C'est une sorte de boite où l'on met les gens une fois qu'ils sont morts.
-   Ah… et ça existe, pour les enfants, ces boites ?
-   Oui. Malheureusement, il n'est pas rare que des bébés meurent ou de jeunes personnes.
-   Mais elle avait quoi, Léana ?
-   C'est compliqué… tu es jeune et… enfin, elle avait des nœuds au niveau du cordon ombilical. Tu sais le tuyau par où passait ce qui la nourrissait ?
-   Après, ça fait le nombril ?
-   Oui, c'est ça.

Je regarde mes filles et je me dis que grâce à elles je ne vais pas toucher le fond. Mais celle qui m'inquiète le plus, c'est Gwen. Elle ne dit rien, ne montre rien. Je me retiens de pleurer devant elles, pour ne pas rajouter à leur trouble. Lorsque j'ouvre la porte du couloir, je trouve Gilles avec mon ex et ma belle-mère. Ils se taisent tous en nous voyant. Les filles et leur père ne s'attardent pas et il est convenu que je les récupérerai à la fin des vacances. Gwen se fait opérer le lundi suivant : le 28 avril. J'irai avec elle ; pas question qu'elle soit toute seule. Je retourne me mettre au lit, car malgré tout, j'ai accouché que la veille et je ne suis pas plus fringante que ça. Gilles et ma belle-mère sur mes talons.

-   L'enterrement a lieu demain. Tu ne pourras pas être là… ?

La question émane de la mère de Gilles et me frappe comme une balle en pleine face. Je n'y avais pas pensé… mais il est hors de question que je n'assiste pas aux funérailles de ma fille !

-   Je demanderai à sortir. Je vais bien.

En effet, pour quelles raisons me refuserait-on le droit le plus fondamental d'accompagner Gilles dans cette dure épreuve et puis surtout d'être là pour dire adieu à ma fille… ?
Je sais que ça peut paraitre aberrant un truc pareil, mais c'est comme cela que ça s'est passé.
Le lendemain, après que Gilles soit passé à la morgue pour donner les habits, afin de vêtir Léana, nous sommes allés à la mairie faire la déclaration de naissance et nous sommes rentrés manger chez mes beaux-parents. Je pensais avoir le temps de me changer, mais… non.
Nous devions retourner à l'hôpital à 14 h : la famille qui souhaitait voir le corps avant la mise en bière était attendue là. Quand nous arrivons, il y a ma sœur avec son mari et mes neveux, mes parents, mes grands-parents. Avec nous, il y a mes beaux-parents ainsi que mon beau-frère et ma belle-sœur.
Le moment est émouvant et j'ai de la peine pour mes neveux. Ils ont 13 et 17 ans… ils sont juste sortis de l'enfance et ils doivent faire face à un phénomène qui n'est pas dans l'ordre des choses. Ils sont paumés face à la douleur des adultes. Nous nous dirigeons vers la morgue où un espace est aménagé pour recevoir les familles. Un peu comme une chambre funéraire.
Dans un premier temps, Gilles va la voir d'abord seul puis avec ses parents. Puis ma mère y va, ainsi que ma sœur et son mari. Mon beau-frère suit. Mes grands-parents également. Gilles me demande si je veux la voir, il me dit qu'elle est superbe. Avec sa petite robe mauve, j'adore cette couleur, son teint rosé et ses boucles brunes. Je m'extrais des bras de ma belle-sœur, où j'avais trouvé un peu de réconfort, pour le suivre. Là, je dois admettre que le personnel des pompes funèbres ou de la morgue, je ne sais pas, a fait du beau boulot. Léana repose dans un landau transparent avec des guirlandes de fleurs tout autour de sa petite tête. On dirait qu'elle dort… simplement.
Je ne la touche pas. J'ai le sentiment que si je le fais je ne pourrai

pas la laisser. Nous ressortons dans le hall, chacun discute avec son voisin, les uns vont voir la petite, les autres se réfugient dans un silence éprouvant. Pierric, le plus jeune de mes neveux décide qu'il veut la voir. Cela peut paraitre fou qu'un gamin de son âge fasse ce choix, mais son père l'accompagne et finalement il tient le choc. Il essaie désespérément de trouver une réponse à ses multiples questions sur l'après… Que devient-on ?

Oui, que devient-on une fois que l'on est mort ?

Le plus grand n'y va pas, de même que mon père et ma belle-sœur. Comment leur en vouloir ? Moi-même, au début, je ne voulais pas la voir, je voulais faire don de son corps à la médecine et pourtant je suis là. Deux jours seulement se sont écoulés, deux jours où tout a changé dans ma tête. Visiter un mort est un choix et cela ne doit pas tomber dans l'absurde. Si l'on ne se sent pas capable de le faire alors il ne faut pas se sentir obligé.

Enfin, la mise en bière a lieu et l'équipe des pompes funèbres, qui est là depuis un moment, nous signale qu'il est temps. Temps d'emporter avec soi une dernière image d'elle ; un souvenir fugace ; le visage d'un ange. Plus tard, ma sœur me confiera qu'elle a hésité à la prendre en photo, ainsi : belle et sereine. Mais voilà : où s'arrête la décence… où commence le sacrilège ?

C'est une douleur insoutenable de voir ce petit corps dans ce cercueil blanc. Gilles embrasse sa fille doucement sur sa joue douce comme de la soie. Un dernier frôlement, un dernier regard, un dernier…

Nous sortons de la pièce le cœur labouré et le visage ravagé. La route jusqu'au cimetière de notre village, où mes beaux-parents ont pris une concession, se fait dans un silence troublé de reniflements. Les voitures se suivent comme pour un mariage, mais cette fois-ci, point de klaxons joyeux. Sur le chemin, nous récupérons la grand-mère de Gilles, qui n'est pas venue à l'hôpital, mais veut bien venir pour ce moment spécial.

L'adieu à sa première arrière-petite-fille.

Ayant choisi de faire des funérailles intimistes, notre choix a été respecté : il n'y a personne. J'en ressens un peu de la peine. J'ai appelé ma « tante » pour la prévenir, mais elle n'est pas là. Ni oncles, ni tantes, ni cousins, personne. Pas même mes filles aînées, une décision que je regretterai plus tard.

Dans un coin, il y a une mini pelle. Nous avançons en cortège, suivant les employés des pompes funèbres.

Ils déposent le cercueil sur un reposoir afin que nous rendions un dernier hommage à notre fille. Ils sont attentionnés et ils nous laissent un bon quart d'heure. Puis il est temps, pour eux, d'aller travailler ailleurs : la mort est partout et elle n'attend pas. Il est temps, pour nous aussi, d'accepter de partir.

Nous habitons à 50 mètres, à peine, et comme de coutume, dans ces circonstances, nous nous retrouvons chez nous, entourés de la famille proche, pour boire un café, un verre et manger un gâteau. Partager une boisson alors que le chagrin laboure les âmes… surement faut-il voir dans cette tradition un peu plus loin ; c'est une façon d'accompagner l'esprit du défunt dans ce voyage vers le néant, vers l'inconnu. Nous sommes loin de ces résonnances métaphysiques et notre peine est palpable entre chaque respiration, au travers de chaque larme.

Je m'éloigne un peu du groupe, je me dirige vers ma chambre pour me recentrer un peu. Ma mère m'a suivi, et alors que je pleure assise sur le rebord de mon lit, elle me console comme elle peut :

- Ce n'est pas dans l'ordre des choses de perdre son enfant, lui dis-je.
- Non, en effet. Il va falloir faire le deuil.

Ma sœur et sa famille commencent à donner le signal du départ. Je sais qu'elle est en contact e-mail avec mon cousin, aussi je lui demande de le tenir au courant. Il est gentil, il m'a appelé pour me soutenir.

Les uns et les autres s'en vont, la vie les attend. La Terre ne s'est pas arrêtée de tourner, la voisine étend sa lessive… oui, la vie garde ses droits. Pour nous, le plus dur reste à venir.

Nous retournons tous les deux au cimetière pour vérifier que tout est en ordre. Pour le moment, il n'y a pas de pierre tombale. Juste les bouquets de fleurs blanches que l'on a mis. Pas de plaque… juste un ange qui repose pour l'éternité.

C'est le vendredi 25 avril 2003, il fait bon, la saison s'annonce chaude.

De ce jour-là, je ne retiendrai que ce sentiment de vide abyssal.

Le soir, après un repas plus que frugal, nous allons nous promener au bord de la rivière. Nous nous demandons ce que vont penser les gens et puis… qu'importe ? C'est un besoin. Respirer la nature, comme si nous cherchions de manière inconsciente à rentrer en contact avec elle. Et quelque part, c'est un peu ça. Cette balade nous apaise. Nous avons conscience que nous allons devoir faire d'immenses efforts dans les jours qui viennent. Car les visites ne vont pas tarder à commencer. Pour ne pas s'enliser trop longtemps ou de manière pathétique dans le marasme, les filles rentrent le samedi. Le lundi, l'école reprend, Gwen et moi allons à la clinique pour la pose des diabolos. J'ai une migraine qui me vrille les tempes et puis j'ai les idées noires. Lorsque ma « tante » débarque dans le hall, je suis agréablement surprise. Elle m'explique qu'elle n'est pas venue aux funérailles, car elle ne s'en sentait pas capable. Mais elle est là aujourd'hui et j'apprécie. Car le père de Gwen ne viendra pas. Malgré mes appels incessants…

Elle finit par demander un cachet à l'infirmière et lui fait part des évènements qui viennent de marquer mon existence. Dans la pièce où plusieurs parents sont en attente, tout le monde me regarde. Il y a une sorte de respect dans leur regard et je sens les larmes me mouiller les cils.

Puis…

Les habitudes reviennent aussi. Gilles retourne au boulot avec encore plus d'acharnement qu'avant. Il part de bonne heure et rentre tard. Moi, je vais au cimetière tous les jours. J'ai l'impression d'être seule… seule à souffrir. Chaque jour, un torrent de larmes s'échappe de mes yeux et le besoin d'écrire pointe son nez. Alors je mets sur le papier ma douleur et tout ce que je n'arrive pas à dire. Mes incompréhensions, mes incertitudes, mes doutes, ma colère. Colère contre le destin qui m'a trahi et colère contre ceux qui m'entourent et qui ne comprennent rien ! Les phrases stupides du genre : *et encore, elle n'a pas vécu… cela aurait été encore plus dur…*

Plus dur ?

Pas vécu ?

Et c'est qui qui la portait ? Qui la sentait bouger ?

Et quand nous avons eu les soucis au cours de la grossesse… l'angoisse des résultats… ??!

Cela compte pour du beurre ?!

Pas pour moi. C'est là, dans un recoin de ma mémoire et de mon cœur. Facile de me dire : *tu en auras un autre.*

Qu'est-ce qu'ils croient, tous ?

Qu'on efface tout et on recommence ?

Ce n'est pas aussi simple. Ce n'est pas un hasard si j'ai perdu ce bébé. Je veux comprendre pourquoi.

Pour moi, il n'y a pas de destinées toutes tracées. La vie nous envoie des signes, des choses infimes, qui doivent nous mettre en alerte. La perte de Léana fait sortir mes antennes. Je suis déjà, par nature, curieuse et je lis beaucoup, je m'interroge, je cherche. C'est tout naturellement que je découvre la psychogénéalogie. Approche qui traite de manière psychologique les évènements qui se produisent sur plusieurs générations dans notre généalogie. Qui donne un début de réponse au pourquoi. Il faut connaitre les dates de naissances, de mariages, de décès de nos aïeux, mais pas seulement. Il est judicieux de creuser les secrets comme les fausses couches, les avortements, les morts inacceptables, les lieux, le comment… autant de mémoire invisible qui sont là comme des fantômes. Et en cherchant, je découvre que nos deux grands-mères paternelles ont toutes deux perdu un bébé. Et pas n'importe lequel : celui qui précédait nos pères. Je découvre aussi que mon arrière-grand-père s'est suicidé par pendaison — cela sera une évidence pour moi, mais une surprise totale pour mon père — à cause d'une disgrâce publique. De plus, cet arrière-grand-père s'appelait Léon et entre Léana et Léon… c'est quasiment le même prénom féminisé. Bon, certains diront que Léona aurait été plus juste, alors…

Pendant cette période, je vais faire de nombreuses découvertes, mais une chose est sûre, c'est que je dévore littéralement tout ce qui traite du sujet. En parallèle, j'apprends à vivre sans elle. J'étale mes courses sur plusieurs jours pour me donner un motif de sortie. Je vais voir des amies. Et lorsqu'il m'arrive de rire au détour d'une blague ou d'une tournure d'esprit, je culpabilise. Je continue de rendre des visites quotidiennes aux grands-parents de Gilles, à la ferme, c'est l'occasion de partager un café et un biscuit et quelques fois je peux croiser Gilles, car il travaille sur place. C'est au cours d'une de ces ballades que je tombe sur mon beau-frère et c'est lui qui va m'aider à me défaire de ce sentiment de culpabilité. Lui sort de la cuisine et moi j'arrive, on se dit bonjour et tout naturellement il me demande comment ça va. Et moi, je réponds avec un petit sourire que je ne suis pas encore prête à aller en boite de nuit, mais je gère. Immédiatement, je me sens mal, comme si je n'avais pas le droit de faire de l'humour en ce moment. Il s'en rend compte, car les larmes brillent dans mes yeux et là il me dit cette phrase qui résonne encore dans mes oreilles :

- Tu sais, pour nous, c'est plus agréable de te voir sourire. Ce n'est pas parce que tu profites d'un moment agréable, que tu te détends… que tu l'oublies.

Il a raison. Le rire peut être une excellente thérapie, cela ne nous fait pas oublier pour autant. C'est à partir de jour que je vais es-pacer mes visites au cimetière. J'y allais quotidiennement. Étions-nous en relation télépathique ? Je l'ignore, mais ma sœur diminue également ses appels téléphoniques. Elle appelait tous les mercredis et vendredis. Petit à petit, la vie revient en même temps que les chaleurs s'installent. Mon carnet de poésie : des invocations à Léana, reste rangé dans un placard. Tout doucement, les mots ne viennent plus s'échouer sur le papier. Je guéris.

C'est le mois de juillet, c'est les vacances scolaires et il fait très chaud. L'été s'annonce caniculaire. Dans notre maisonnette, nous ne savons plus comment nous mettre. Se parer du soleil est devenu une obsession. Le salon est une fournaise et il me vient à l'esprit que si Léana avait vécu, je ne sais pas comment nous aurions géré ça. Il était prévu qu'elle dorme dans le lit de voyage dans ce salon !

Depuis l'accouchement, nous avons repris nos activités sexuelles sans problème, sans penser aux conséquences. À chaque début de règles, j'ai un pincement au cœur en me disant que ce n'est pas pour cette fois. Puis, en ce mois de juillet, mes règles durent… longtemps. Au point que je décide de consulter.

J'ai droit à une prise de sang et un traitement pour arrêter les saignements. Cependant, au bout de trois jours : rien. Les règles sont toujours là. Je rappelle le cabinet médical pour leur demander un avis : que dois-je faire ?

La secrétaire m'apprend que le médecin veut me parler. Bon. Après la 5e symphonie de Beethoven, j'entends la voix du docteur :

- Ah, madame, j'ai les résultats de votre PDS et donc de l'hormonologie que j'avais prescrite.
- Oui… et ?

Je suis tout ouïe…

- En fait, les chiffres donnent à penser qu'il n'y a pas d'activité hormonale… comme si vous étiez ménopausée.

Ah ??!

Mais qu'est-ce qu'il est en train de me dire ?!

Voilà mes pires craintes qui deviennent réalité. Je vais paraitre dans le livre des records des ménopauses précoces !

À cet instant, je hais positivement toutes les femmes de ma lignée, mes ascendantes, qui m'ont refilé leur tare. Je ne veux pas finir dans les ordres, moi.

Mince alors !

- Mais cela me parait quand même peu probable. C'est peut-être le contrecoup de votre dernière grossesse. Je préférerais pratiquer un dosage d'HCG afin de voir ce que ça donne.

Il a parlé, là ?

Un test de grossesse ? Mais enfin, je saigne comme une fontaine : ce n'est pas possible !

Je m'entends répondre :

- J'arrive !

Allez hop ! Je monte dans ma voiture et en route.

La secrétaire ne me demande pas ma carte de fidélité, mais je pourrai y avoir droit ! Et pour une fois, je n'attends pas :

- Allez-y, madame, le docteur va vous recevoir.

Rhooo !! Je n'y crois pas. Cela aussi devra figurer dans le livre des records !

- Bien, on dirait que vous avez décidé de faire les choses de manières un peu compliquées…

Qu'il est drôle ! Bah oui : pourquoi faire simple ?

Il me fait installer sur la table d'examen et pendant qu'il me pique, j'observe les dessins accrochés aux murs. Les résultats seront prêts le lendemain, me dit-il.

Oui… mais pour les saignements ? *Je fais livrer une palette de Nana* ??!

Il hoche la tête avec un sourire. Bon sang, parfois j'aimerais être un mec : faire une guerre tous les 20 ans (et encore) et me raser tous les jours (bien que ça ne soit pas obligatoire).

Du coup, le soir, lorsque mon cher et tendre me demande où en sont mes règles, je lui réponds que rien n'est réglé.

Les ébats amoureux sont relégués en arrière-plan. Pas très glamour de porter des serviettes XXL.

Le lendemain, lorsque le docteur m'annonce, au téléphone, qu'un truc pousse dans mon utérus, je me vois déjà faire de la chimio ! C'est quoi, ce truc ? J'ai un cancer ?

> - Le taux d'hormones est bizarre : il faut surveiller, c'est peut-être un résidu de votre grossesse. Passer demain pour refaire une PDS. Vous êtes surement enceinte.

Paf ! comme ça, en pleine face !

Enceinte ? mais je saigne, et dans ma tête les deux ne vont pas ensemble. Ce n'est pas normal. C'est comme cela que pendant une dizaine de jours, je vais faire des PDS pour vérifier que le taux d'hormones monte malgré les saignements : je veux faire la surprise !

Et elle est de taille. Je sais exactement à quel moment cette grossesse a cessé de pousser dans mon ventre. Les contractions ne sont pas très vives, mais je sens qu'il se passe quelque chose de pas *clean*.

Et la PDS suivante me le confirme : le taux d'hormones a chuté de moitié. Le médecin me signale que les saignements s'arrêteront quand l'expulsion sera finie. C'est le cas. Je suis tellement défaite et déçue que lorsque je le dis à Gilles, j'attends un peu de compassion. Seulement, il ne percute pas sur ma douleur, il ne voit que l'omission. J'aurais dû lui en parler avant. C'est vrai. Je fais mon mea culpa. La prochaine fois, je le mettrai dans le bain aussi.

Par contre, ce à quoi je ne m'attendais pas c'est que cette révélation lui fasse prendre conscience qu'il peut à nouveau être père. C'était comme si depuis Léana, ce n'est plus possible. À partir de ce jour-là, nous allons traverser un désert sexuel. Moi, qui recherche à cor et à cri des rapports, car je recherche désespérément des spermatozoïdes pour mener à bien mon projet BB et lui qui a peur et donc n'y arrive plus…

C'est l'enfer du désespoir qui nous guette. Je le décide à consulter. Quelle poisse ! moi, je me remets de la perte de Léana et lui, il plonge. Je recommence à vouloir sortir, vivre, m'amuser et lui, il pleure, il déprime. Nous vivons ce deuil à contre-courant et c'est terrible !

Nous allons voir une psychologue, soi-disant très pointue, et tout ce qu'elle trouve à nous dire, c'est :

-   Un enfant mort ou malade ne doit pas prendre plus de place qu'un enfant vivant. Vous allez vous en sortir.

Waouh ! Alors ça, ça aide ! Franchement, je ne vois pas comment je vais rallumer la flamme de mon homme avec un discours pareil. Et pour en rajouter une couche, le médecin traitant de Gilles qui me dit textuellement *: c'est votre faute, lâchez-lui les spermatozoïdes !*

Au moins, il ne mâche pas ses mots et j'avoue que je me sens piquée au vif. Et comment on fait, hein ??!

Patience et longueur de temps, comme diraient les anciens. Finalement, nous dirigeons nos espoirs vers une psychologue sexuelle qui a l'habitude de ce genre de panne, bien souvent consécutives à un drame. Dès les premières paroles, je suis emballée. Elle est vraie, crue, pas du tout dans un discours apprêté. J'adore ! Si le but de la manœuvre était de faire faire un travail psychologique à Gilles, il se trouve qu'au bout d'une séance il pense avoir fait le tour du problème.

Pas moi. Si lui n'y va pas, moi j'irai. Ce que je fais. Je me libère la tête et le cœur, dévoilant tous mes secrets, mes rêves, et heureusement que je fais cette thérapie, car il y a des dates butoirs qui font mal : la Toussaint… une horreur absolue. Comme si j'avais besoin d'une fête pour penser à ma fille… Et puis c'est la façon dont ça s'est fait… en famille… même pas la possibilité de faire son pèlerinage de manière sereine… j'ai détesté ça. Puis Noël…

Pas de cadeaux à déballer pour elle et je me rappelle avec une pointe de tristesse l'année précédente : ma sœur nous avait offert un body taille naissance… il est toujours dans le placard.

La thérapie s'étend sur plusieurs mois et en même temps je sens que ça se réchauffe sous la couette. Pour mettre les chances de mon côté, je consulte un aromathérapeute. Cela fait des miracles. Au cours du mois de janvier, je retombe enceinte. Cette fois-ci, pas de soucis de règles, cependant je n'ai pas le sentiment d'être *enceinte* ! je m'en ouvre à la thérapeute et elle me dit que finalement les choses se déroulent comme je le souhaitais. Attendre un bébé sans le savoir ou presque ! Je ne prends pas un gramme, pas une nausée, en pleine forme ! Les prises de sang sont nickel : rien à redire… mais… je ne le sens pas ce coup-là.

15 avril 2004.

C'est le 15 avril 2004 que les saignements se manifestent. Ma première échographie était prévue le 19. J'appelle Gilles et lui dis :

- On va à la maternité, il y a un souci.

Il n'est pas loin de 20 heures et il ne reste qu'un interne en obstétrique. Nous n'allons pas faire les difficiles.

J'ai les jambes écartées sur les étriers, il m'observe et me met une compresse de la taille d'une balle de ping-pong dans le vagin pour éponger le sang. Pis il me dit que cela arrive de temps en temps en début de grossesse : la corolle qui saigne. Rien de grave. Je demande une échographie pour être sure. Il accepte. Nous nous retrouvons dans le placard à balai, car le local n'a pas changé depuis la dernière fois !

Allez hop, un peu de gel glacé sur le ventre et c'est parti… et là… le silence… rien.

- La grossesse est arrêtée. Désolé.

C'est froid, impersonnel et je déteste ce type !

Mais encore une fois, je dois demander comment on fait. Est-ce que le bébé va s'évacuer tout seul comme ma première fausse couche ? Faut-il faire un curetage ? la deuxième option est retenue et là, il me scotche en me disant :

-   Je peux vous le faire maintenant. Ce n'est rien du tout. Je vous fais une petite anesthésie à l'entrée du vagin et puis après avec l'aspirateur, j'évacue l'embryon.

Mais c'est quoi ce toubib de chiotte ????!

Est-ce qu'il a pris la peine de regarder mon dossier ?

Je le regarde et ma réponse fuse :

-   Non. Merci.
-   Alors, revenez demain pour voir quand vous pourrez être prise en charge.

Je préfère en effet. Non, mais quel crétin ce mec. Et ça se dit médecin !

J'ai le moral dans les chaussettes et Gilles est fin prêt à commettre un meurtre. Le bazar recommence et notez quelque part que nous sommes en avril. Ce n'est pas fini.

Demi-tour à la maison avec un état d'esprit un poil énervé. Cela ne fera que la deuxième fausse couche après Léana. Il y a pire, bien pire, je le sais et donc je relativise, mais tout de même….

Quand je vois des femmes qui pondent des gamins à ne plus savoir qu'en faire… et celles-là, il ne leur arrive rien. Je sais que c'est la souffrance mêlée à la colère qui prend le dessus : c'est nul de penser ça.

Après une nuit agitée, pleins de déception, nous retournons à la mater. La secrétaire me regarde comme si je débarquais tout droit de Mars.

-   Je veux un rendez-vous avec mon gynécologue.
-   Pourquoi ?

Pour lui raconter la bonne aventure crétine !

Oh bon sang, mais où les trouvent-ils leurs employés ?

À ce moment-là, mon gynéco rentre dans le bureau, il pose son regard sur moi, sur mon dossier et il capte qui je suis. Il lit la main courante, enfin le compte rendu que l'abruti de la veille a rempli :

-   Demain matin à 8 h. C'est moi qui procéderai à l'expulsion. Sous AG.

Voilà. C'est quand même mieux comme ça. Ce n'est pas le Nirvana, mais je ferai avec. Aujourd'hui, c'est vendredi, il est prévu d'aller chez mes parents. Ils fêtent leurs retraites et organisent un petit pot à l'occasion. Nous n'avons pas forcément l'esprit à bringuailler, surtout moi, en sachant que je vais avorter le lendemain. Cependant, je prends les choses comme elles sont et me priver ne changera rien. J'en profiterai pour voir ma sœur. Ils ont appris en même temps : la grossesse et son interruption. Je pensais annoncer la nouvelle après ma première écho, afin d'être sûre.
Cette soirée-là passe dans la confusion et je n'en garde pas vraiment de souvenirs.
Le samedi matin, comme prévu, j'arrive au service obstétrique à 8 heures. Une infirmière m'installe dans une chambre et me donne pour commencer un médicament pour me déstresser. Facile à dire. J'ai droit aussi à un discours sur le fait que la nature fait bien son travail… Que si le bébé n'a pas continué sa croissance c'est qu'il y avait un problème ! Bla-bla… oui, oui, je sais tout cela, mais il n'empêche que la nature, je l'ai un peu en travers en ce moment ! Que j'aimerais bien qu'elle m'oublie un peu ! Là, franchement, je n'ai qu'une envie : c'est pleurer !
Puis la pendule tourne et personne ne vient : Gilles commence à avoir faim et je lui propose d'aller manger un bout. Je peux rester seule un quart d'heure. Seulement, voilà : c'est le moment qu'ils choisissent pour venir me chercher et m'emmener au bloc.
Je leur demande de prévenir mon homme, mais…
Quand il revient, il trouve la chambre vide et dans sa tête, c'est le vide… il est tétanisé de doutes. Inquiet.
Pour ma part, je ne me rappelle que d'avoir compté jusqu'à 3… et que je pleurai. Quand je reviens à moi, je pleure toujours. La femme qui est là me rassure : tout s'est bien passé… faut que je me calme… je vais retourner dans ma chambre.
Ce genre d'intervention se fait en ambulatoire : on rentre le matin et on ressort le soir.

Je suis tellement nauséeuse que je me demande s'ils vont me laisser sortir !

Dire que le lendemain, j'ai toute la famille qui vient manger pour l'anniversaire de Gwen ! J'aurais pu annuler ou reporter, mais je ne l'ai pas fait par rapport à Gwen. C'est déjà assez dur depuis la perte de Léana, sans encore rajouter à ses incertitudes. Pour moi, les grandes comptent autant que celle qui n'est pas là.

Ce sont elles qui me poussent, qui m'obligent à ne pas lâcher prise. Ce sont elles qui me donnent la niaque !

Je ne veux pas les décevoir. Et puis Gwen est à fleur de peau depuis quelque temps, elle ne se confie pas, mais à l'école, les résultats s'en ressentent.

Mais pour l'heure, c'est un haricot qu'il me faut, car une fabuleuse envie de vomir monte dans mon œsophage. C'est toujours comme ça : après une AG, j'ai envie de vomir.

Maintenant, il n'y a plus qu'à attendre le feu vert de l'administration et je pourrai partir, rentrer chez moi.

Cela prendra quelques heures et pendant ce temps-là, Gilles et moi, nous essaierons de repeindre notre vie aux couleurs du bonheur.

28 avril 2004.

Une dizaine de jours plus tôt, j'ai subi un avortement thérapeutique. Il est à peu près 19 h lorsqu'un cri perce le silence de la maison. Puis des pleurs sporadiques.

Qu'est-ce qui se passe ?

La réponse arrive sous mes yeux : Gwen se tient le poignet droit et je vois son pouce qui fait un angle bizarre.

-   Elle m'a cassé le doigt…

-   Ah… là, c'est cassé !

Je regarde tour à tour ma fille et Gilles, légèrement affolée.

-   Mais comment tu as fait ?

Question bête, qui fait perdre du temps, mais je ne peux pas m'en empêcher.

-	C'est Eme…. Elle s'est assise sur mon pouce…

Les sanglots sont courts et saccadés.

-	Bon bin on a gagné un séjour aux urgences ! allez, ce n'est pas la peine d'attendre !

La voix de la raison a parlé. Gilles appelle vite fait sa mère pour la prévenir que l'on dépose Eme chez elle, et que Gwen a le pouce en vrac. Dans la voiture, et bien que le trajet ne soit pas très long, Gwen fait un malaise vagal. Génial ! Maintenant, on a, en plus, une super odeur de vomi qui vient chatouiller les narines. La soirée s'annonce grandiose.

En fait, nous avons plutôt de la chance, car les urgentistes nous reçoivent tout de suite, font une radio et constatent que : oui, le pouce est bien facturé à sa base ! Ils ne savent pas s'il faudra des broches, seul le chirurgien est à même de le dire, mais ce soir il est dans un autre hôpital. Nous avons le choix : aller dans cet autre hôpital ce soir et perdre encore 2 ou 3 heures ou revenir demain matin ici même. Nous décidons de revenir le lendemain, donc un plâtre provisoire est posé. Gwen retrouve un peu le sourire : il y a plus de peur que de mal.

Nous rentrons au bercail et aux vues des circonstances et malgré l'heure tardive, il est 22 h, j'appelle mon ex pour le prévenir.

Nous sommes en avril.

Hasard ?

Concours de circonstances ?

Le lendemain, un chirurgien, qui a bien vécu déjà et qui parle français comme moi je parle le russe, nous reçoit. Après observation des clichés radiologiques, il décide de ne pas mettre de broches. Donc il casse le plâtre et en refait un. Ce sera tout.

Ce mois d'avril 2004, on s'en souviendra.

Dans son malheur, Gwen a de la chance : elle est gauchère. *Flûte alors*, dit-elle désabusée. Même pas, elle peut louper l'école ou tirer au flanc. En tout cas, trois semaines de plâtre, c'est bien assez. Parce que pour le bain ou la douche : c'est l'enfer. Entre les oreilles qu'il ne faut pas noyer d'eau, et le pouce, c'est que *du bonheur.*

Et dans tout ce brouillard, il y a un petit rayon de soleil qui est venu égayer nos journées depuis septembre 2003. Après le drame que nous avions vécu avec le décès de Léana, je ne savais pas si j'étais prête à prendre en garde une petite fille née la même année que ma princesse. Saurais-je gérer mes émotions ?

La réponse a été comme une évidence, cette petite fille est très vite devenue la mascotte de la famille. Elle nous met du baume au cœur et joue à merveille le rôle de catalyseur. Nos plaies se referment à son contact. Et puis, elle n'est pas seule : de temps en temps, je garde aussi son grand frère et sa sœur. Je garde aussi un petit garçon, né aussi en 2003, et rapidement les deux deviennent comme larrons en foire.

Notre vie se poursuit dans une sorte de langueur monotone où chaque mois la venue de mes menstruations me met un coup de cafard. Chaque mois, j'espère ne plus les avoir. Je lis beaucoup, je teste toutes sortes de médecines douces, je vais voir un ostéopathe… Mais mon ventre reste désespérément vide. Je retourne voir l'aromathérapeute, il me prescrit un traitement fait d'homéopathie et de calmant à base de plantes. Traitement à poursuivre, même une fois enceinte, au moins les trois premiers mois.

Et à nouveau : merveille !

Le mois d'après, je suis enceinte.

Je ne suis pas pour autant toute fofolle. La vie m'a appris que rien n'est acquis ! Je garde le secret… enfin auprès de ma famille et le plus dur sera de le cacher à mes filles. Une fois que les PDS confirment mon état, je contacte mon gynéco. Cette fois, la secrétaire ne me demande pas d'aller voir mon généraliste. Son patron a dû la briefer et du coup elle me fixe un rendez-vous très vite.

Ouf ! chaque jour, mon angoisse monte d'un cran.

Chaque fois que je vais aux toilettes, j'appréhende de voir une tache de sang. À la moindre douleur dans le ventre, je suis tétanisé. La visite chez le gynéco me rassure. L'écho montre un embryon en bonne forme avec un rythme cardiaque normal. Pour me rassurer encore plus, il me prescrit un traitement hormonal dans le but d'aider l'œuf à bien se fixer. Je lui demande si je vais venir tous les mois et il me dit : *non* !

Hein ?? !

Non parce que les raisons du décès de votre fille Léana ne sont pas dues à une maladie génétique ou à une malformation. Statistiquement, il n'y a aucun risque pour que ça se reproduise.

Le maitre a parlé.

Et si je suis l'exception, hein ?!

Et si ça recommence ??!

Et si…

- Votre médecin est parfaitement apte à gérer la situation. En cas de doutes, appelez-moi. Je vous assure que tout va bien se passer.

Aout 2004.

L'été n'est pas caniculaire comme l'année précédente. Nous sommes dans la construction de la maison jusqu'au cou. Les artisans défilent à tour de rôle et petit à petit notre nid se construit.

Mon ventre s'arrondit et nous annonçons la nouvelle, que certains avaient déjà devinée.

L'échographie est bonne, tout se présente bien… pour le moment. L'échographe me demande si j'ai fait la PDS de la 13e semaine… oui… Il me dit que de toute façon ça ne veut rien dire… *wauuh, ça rassure*… un pourcentage ne signifie pas que vous ne faites pas partie dudit pourcentage. Bon me voilà fixée.

Les nausées se sont calmées, les nuits sont paisibles, mais la journée je suis toujours inquiète.

Le premier coup de pied du bébé, je le vis comme un cauchemar. Je sursaute et quelques fois même j'en pleure. Cela me provoque comme une pseudo-douleur. Cette fois-ci, nous ne demandons pas le sexe. Enfin, moi, je ne veux pas le savoir et Gilles est neutre. Bien sûr, je désire une fille plus que tout, mais je me prépare à l'idée d'avoir un garçon. Puis j'ai le sentiment terrible que si je sais que c'est une fille, ça va recommencer… comme si j'y étais pour quelque chose… et cette peur va me tenir jusqu'au bout. Personne ne comprendra jamais les angoisses qui m'ont secoué durant cette grossesse. Pour tout le monde, je suis celle qui a battu le destin ; qui a réussi ; la courageuse. Personne ne m'a vu hurler ma douleur, me plier en deux, couchée par terre dans ma chambre.

Non personne… juste moi.

Comment pourraient-ils comprendre, ce ne sont que des spectateurs.

Car dans la vie, notre vie, c'est nous même qui sommes acteurs de ce qui nous arrive. Nous, et seulement nous, qui savons exactement ce qu'il se passe dans nos têtes, nos corps. La manière dont je ressens cette gestation m'appartient et les idées qui me traversent aussi. Certaines personnes ont provoqué de la colère chez moi en raison de leur ignorance ou tout simplement parce qu'elles pensaient avoir la science infuse. Du genre, des conseils pleins les poches alors qu'elles n'ont jamais subi ce que j'ai vécu. Nul ne peut imaginer les doutes qui me rongent, et la culpabilité qui accompagne ces assauts de peur. C'est un acide qui attaque mes certitudes. Je crains chaque PDS où l'on pourrait détecter une toxoplasmose, la première écho où l'on peut suspecter une clarté nucale trop épaisse la PDS de la 13e semaine où une éventuelle trisomie peut faire son nid… Tout cela est multiplié par dix chez moi.

Moi, qui ne m'étais jamais posé de questions, qui n'avais jamais eu d'inquiétudes pour mes deux premières grossesses.

Cette période est aussi propice à l'observation. Depuis la perte de Léana, je fais le tri dans mes *amis*.

Il y a ceux qui ne viennent plus nous voir comme si le malheur était contagieux, il y a ceux qui ne savent pas dire autre chose que : ça va aller…

Je ne garderai que ceux qui sont capables d'être juste là, dans l'écoute bienveillante, sans jugements.

Et le plus dur durant cette période sera de faire face à ces regards chargés de… Compassion ? Pitié ?

Je ne sais pas, en tout cas à tous, j'oppose mon sourire et mon humour. Je les désarçonne : je ne montrerai pas mon vrai *moi*.

Car d'une manière générale, les gens préfèrent l'hypocrisie à la franchise. Qu'elle soit verbale ou comportementale. Mon entourage n'a pas réellement envie de savoir comment je vais, ce que je vis, ce que j'espère.

Non.

À la question : ça va ?

Il faut répondre : oui et toi ?

Si par malheur, je réponds non, alors l'autre est perdu. C'est le genre de platitude que j'ai en horreur. Alors, oui, je choque, car je ne demande pas nécessairement des nouvelles, parce que je n'en donne pas non plus. Parce que je vis pour moi et pas pour le voisin ou pire par rapport aux regards des autres. Et cette grossesse, si elle est perçue par bien du monde comme un miracle, moi, au fil des mois, je la perçois comme troublante.

Pour les filles aussi. Surtout pour Gwen. La preuve qu'elle n'a pas surmonté, elle non plus, cette épreuve, c'est que lorsque l'on voit une femme enceinte ou même ne serait ce que par rapport à moi elle dit : *le bébé peut encore mourir !*

Cela jette un froid, c'est dur, mais c'est l'exacte vérité.

Cependant, nos doutes ne nous empêchent pas de faire des listes de prénoms. J'ignore toujours le sexe de cet ange, mais bizarrement la liste des prénoms féminins est plus longue que celle des mecs.

Puis la deuxième échographie arrive avec un bataillon de craintes intrinsèques. Par superstition, j'ai changé de cabinet d'imagerie. Un mauvais souvenir de l'autre. Je sais très bien qu'il n'y était pour rien, le radiologue, il ne pouvait pas prévoir un tel dénouement… mais je préfère aller ailleurs.

Ce qui ne change pas, par contre, c'est le temps d'attente. Oh la barbe de ces salles d'attente où les poissons rouges… sont toujours rouges, où les revues datent de l'année précédente… mince alors : Laurie est célibataire ! Finalement, heureusement qu'ils ne jettent pas tout, sinon celle-là, je ne l'aurai pas su !

 Du coup, je suis tellement concentrée sur ma lecture, qui est, je dois le reconnaitre : captivante ; que je n'entends pas mon nom.

-     Aïe !

Gilles vient de me donner un coup de coude pour me faire redescendre de mon nuage littéraire.

-     C'est à nous.

Oyez ! Je suis à ce point observatrice que je ne me rappelle plus si c'est un homme ou une femme qui nous reçoit !

Il me semble que c'est un mec. Et qu'il a des lunettes.

Une des premières choses que je regarde sur l'écran, c'est le point clignotant qui indique l'activité cardiaque. Il y est. Je vois ses mains, ses pieds, et c'est toujours une grande émotion de voir un petit être comme ça qui possède déjà tout.

-     Voulez-vous savoir le sexe ?

La question reste en suspens… un ange passe.

-     Non.

-     C'est bien… Le savoir ne change rien au résultat final et
       ça enlève de la magie…

Il a raison sur un point : savoir ne change pas le sexe du bébé, mais ça peut aider à se préparer psychologiquement. Et dans mon cas, il y a besoin ! Cela dit, je ferai l'impasse… Question de… Je ne sais pas en fait.

C'est les fêtes de fin d'année et comme l'année passée, Noël est une période difficile. Cette année, en plus, les filles ne sont pas là. Noël sans enfants. Pour certains, se séparer de leurs enfants pour une nuit ou plus, voire moins, est un vrai crève-cœur, pour les parents divorcés, c'est une habitude. Pas de choix possible et les gamins doivent accepter cet état de fait. Je ne dis pas que j'y suis arrivée facilement : les toutes premières vacances sans elles ont été dures, mais dans l'ensemble nous arrivons à faire face.

Mais Noël reste Noël… dédié aux enfants… ce n'est pas aussi évident que cela. Alors c'est le cœur en bandoulière que je déambule jusqu'à l'année 2005.

D'ici quelques semaines, je serai en congé maternité et puis j'ai de quoi m'occuper avec les cartons à finir de ranger. Depuis novembre 2004, nous avons emménagé dans notre nouvelle maison et ça me change : passer d'un 60 m^2 au double… Tout juste si je n'ai pas besoin d'une carte pour m'y retrouver ! Même l'aspirateur part en courant quand il voit le boulot qui l'attend. Je ne vous parle même pas de moi !

Mon antipathie pour les tâches ménagères doit venir de mon éducation : une mère stricte et maniaque, la reine de la chiffonnette !

Et les souvenirs de cette époque *: tu feras la poussière, tu nettoieras la litière du chat, tu passeras l'aspirateur, tu tu tu* et moi j'avais envie de répondre *pouet pouet* !

Comme dirait Jacques Salomé, les relations klaxons ne mènent à rien. Et vivre avec une mère maniaque, ça peut faire pencher la balance du côté du j'enfoutisme profond. C'est mon cas. Donc point de danse du balai avec moi, j'ai bien essayé de m'en servir pour faire du Quidditch, mais je n'y suis pas arrivée : n'est pas Harry Potter qui veut !

Pas plus accro à la serpillère ou autre acabit de genre ménager. Bon, j'ai la chance (ou pas) d'avoir un homme qui se passionne pour l'art du ménage. La dernière fois où il m'a proposé de m'aider à faire le ménage, je me suis dit : cool… dans deux heures, c'est bouclé ! Que nenni… au bout de deux heures, j'avais fait les ¾ de la baraque et lui il était en train d'aspirer les poils du renard empaillé !

Parfaitement : trois heures dans la même piaule ! Quelquefois, je me demande si ce n'est pas lui le fils de ma mère ! Enfin bon, cela dit, je l'adore cette maison. Elle a été conçue comme je le souhaitais, à quelques m^2 prés. Il n'y a pas d'escaliers ou de fausses marches, pas de meubles encombrants l'espace, une déco qui change selon mon humeur. Cette maison me convient parfaitement : elle est fonctionnelle.

Entre mon ventre rond, les enfants que je garde (et qui se perdent dans les pièces !) dans cette nouvelle maison, 2005 a débarqué comme un boulet de canon.

Avec la nouvelle année, c'est une épidémie de gastro-entérite qui nous est tombée dessus en même temps que la neige.

Et mon mari, qui a la chance d'être celui qui déneige dès qu'il y a 1 cm dans les champs et bien… Il est parti avec la lame pendant que je sentais confusément un mal au ventre qui n'avait rien à voir avec le bébé. Pour parfaire cette soirée idyllique, ma belle-mère nous avait invités. J'y suis donc allée seule, enfin c'est mon beau père qui est venu me chercher. Je dois avouer que je n'ai pas pu avaler la tranche de pâté de foie, fait maison. Malgré ma respiration profonde et ample, ma salive restait bloquée dans ma gorge et la nausée se faisait de plus en plus présente. Au bout d'une heure, j'ai lâché prise et René, mon beau-père, m'a ramené chez moi. J'ai juste eu le temps d'aller aux toilettes !

Quand Gilles est rentré, plus tard dans la nuit, j'étais avec ma bassine. Verte. Moi, pas la bassine !

Les vomissements me secouaient et entre chaque renvoi je râlais en pensant que j'allais mourir. Je sentais le bébé qui montait et descendait lui aussi. Chaque spasme me coupait la respiration et à force, le pâté de foie étant déjà loin dans les w.c., c'est la bille qui est venue. Amère et… beurkkkk !

Voilà pour notre quotidien, qui je vous rassure, n'est quand même pas rythmé par les gastros tous les jours !

Non simplement des choses de la vie comme pour tout le monde. Les mois passent doucement et mon ventre continue à grossir… ainsi que mes angoisses. Plus je me rapproche du terme, qui est prévu pour le 5 mai 2005 (comme pour Léana), plus j'ai peur.

Plus j'ai le pressentiment que ça va recommencer…

Et tellement les doutes me taraudent, j'en parle au gynécologue.

De toute façon, une césarienne est surement envisageable vu que le placenta est en partie sur le col…

Son discours ne m'effraie pas, mais… voilà encore un truc que je ne connais pas !

Donc vous allez prendre rendez-vous avec l'anesthésiste. Et une fois ceci réglé, l'accouchement peut se faire n'importe quand, à partir du 8 avril.

Waouh ! cela fait un mois avant le terme ! de cette façon, j'éviterai que le travail commence et le bébé sera sauvé.

Pour Gilles par contre, cet état de fait ne l'enchante pas. Il ne comprend pas cette angoisse d'attendre encore un peu. Il sait que rien ne me fera changer d'avis. J'ai tellement peur. Si ça se reproduisait, je ne pourrais pas faire face. Perdre son enfant n'est pas dans la logique des choses. C'est une douleur qui ne trouve pas de repos même au travers des mots.

Les visites à l'hôpital se multiplient. À chaque fois, on vérifie le rythme cardiaque du bébé. Pour me rassurer, je vais voir les sages-femmes de l'antenne de Saint-Vallier qui me mettent sous monitoring pendant 20 minutes, deux fois par semaine. Tout est normal. Jusqu'à ce que le gynéco m'annonce, la bouche en cœur, que finalement je vais accoucher par voie basse, car le placenta s'est déplacé et que le passage est libéré.

Youpi !

Moi qui me suis conditionnée, pour d'une part subir une césarienne et d'autre part avoir un garçon… bin, voilà changement de programme !

Je veux qu'on me rembourse le prix des tickets !

Je n'ai encore une fois pas le choix. Car, par chance, j'ai un toubib qui refuse de pratiquer les césariennes de complaisance. Et puis un accouchement naturel n'empêche pas celui-ci d'être provoqué. Donc, surveillé…

Il a dit le 8 avril, et le temps de trouver une date qui colle avec son planning et celui de l'anesthésiste, nous convenons pour le 14. Le 14 avril 2005 pour la Sainte Ludivine !

Nous ne savons toujours pas le sexe du bébé et les avis vont bon train autour de nous. D'après le pendule, c'est une fille… d'après la façon dont je le porte, c'est un p'tit mec… Il n'y a qu'une chose que l'on espère, c'est qu'il ou elle aille bien. Dans la valise, les bodys et les babygros ont retrouvé la place qu'ils avaient quittée deux ans plus tôt. En les sortant de l'armoire, j'ai une pensée pour celle à qui ils étaient destinés.

Elle aurait eu deux ans. Et elle… chuuuuuut.

Ne pas projeter d'évènements qui n'ont pas eu lieu, ne pas la parer de toutes les qualités, l'aimer comme il se doit : dans la discrétion de mon cœur. Et préparer celui-ci à aimer encore davantage le petit être qui va arriver. Cette année, les filles ne vont pas en vacances à cette période, aussi il est convenu que mes parents viendront passer quelques jours à la maison pour gérer les repas et l'intendance.

Nous sommes le 14 avril 2005 et à neuf heures pétantes, je suis sur la table de travail, perfusée, branchée, périduralée !

Le monitoring marche et le tracé prouve que le bébé va bien. La sage-femme est jeune et elle semble exténuée. C'est un beau et dur métier que celui d'aider les mamans à donner la vie. Souvent, leurs horaires ne sont pas ceux des fonctionnaires de bureaux. Quand le bébé arrive et bien… elles ne laissent pas tout en plan pour aller boire un café ou parce que c'est la fin de leur service. Comme d'habitude, j'ai le ventre vide, enfin façon de parler ! Depuis la veille, minuit, je n'ai plus avalé quoi que ce soit.

Mais pour le moment, la fringale ne me tenaille pas, je suis concentrée sur le temps qui passe : juste une heure que je suis là ! Oh lala, je sens que ça va être long !

La sage-femme valse d'une salle à l'autre, les autres semblent plus pressées que moi d'en finir. J'entends des vagissements : tiens, en voilà un qui pointe son nez !

Plusieurs fois, Gilles va se balader dans les couloirs, il va boire un café infect, manger un bout de madeleine, passer un coup de téléphone… et chaque fois il revient habillé comme Avatar : blouse bleue, chaussons bleus, charlotte bleue…

À midi, je désespère, car mon col n'a pas bougé d'un mile ! Bon sang, demain j'y suis encore si ça continue. Mais la jeune femme est rassurante : *c'est pour aujourd'hui, ne vous inquiétez pas !*

Je commence à ne pas me sentir très bien, le cocktail : faim + péridurale = nausée !

Il est 15 h et je ne sais plus comment me mettre. Le col commence à se dilater. Pour calmer mes nausées qui vont crescendo, la sage-femme m'a conseillé de me mettre sur le côté gauche. Mais alors pour me retourner, quand je ne sens plus mes jambes, que je suis entortillée dans les fils de la perfusion et ceux de la péridurale, c'est tout simplement impossible ! Et des larmes d'impuissance coulent sur mes joues. J'en ai marre ! je veux un Mars !

Je râle comme si j'étais en fin de vie, j'ai le nez qui coule et je suis totalement HS.

Gilles m'aide comme il le peut et finalement, telle une baleine qui s'échoue sur la plage, je m'affale sur le côté. Les spasmes se calment, et je somnole. Gilles vise le tracé du monitoring et il s'étonne que je ne réagisse pas plus que ça lorsqu'il voit la puissance de certaines contractions. Puis au travers du brouillard qui anesthésie mon bas ventre, je sens une envie de… pousser… comme quand on a envie d'aller à la selle… La honte absolue.

Je le dis à Gilles. Quand la sage-femme reviendra, nous demanderons un bassin. Je sais bien que cela arrive et même des fois bien pires, elles sont rompues à ce genre de situation… personnellement, c'est un grand moment de gêne.

-    Alors, comment ça se passe par ici ?

Tiens, elle a dû entendre ma requête télépathique…

- Euh… j'ai envie de…
- Pousser ?
- Non… la selle…
- Ah… je vais vous examiner d'abord, puis je vous mettrai un bassin.

Tout en me laissant sur le côté, elle introduit ses doigts gantés dans mon intimité, les ressort, nous regarde :

- Avez vous déjà accouché sur le côté ?

Je tourne la tête négativement.

- Et bien, ça va être une première alors ! Allez, ça va être à vous de jouer : votre bébé est là et il veut sortir !

Puis elle sort de la salle.

Quoi ?!

Mais ce n'est pas possible ! Il y a une demi-heure, je n'étais qu'à 6 cm d'ouverture !

Gilles est tout ému et moi complètement affolée !

Deux minutes après, elle est à nouveau là, accompagnée d'une auxiliaire.

- Monsieur, vous allez lui tenir la jambe droite en l'air. Madame, dès que je vous le dirai, vous poussez comme lorsque vous allez aux toilettes. Et surtout, ne poussez pas quand je ne vous le dis pas. Cela vous épuiserait pour rien.

Ohlala !! Je ne vais pas y arriver…

Rhaaaaaaaaaaaaaaaa !!!

Bon sang que ça fait mal ! Mais à quoi elle sert cette péridurale !

- Avez-vous pensé à doser le produit pendant le travail ?

Elle a dit quoi, là ?

Mince ! j'ai complètement oublié ! Pas étonnant que je le sente passer !!

Rhaaaaaaaaaaaaaaaa !!!

- Je vois sa tête…

Rhaaaaaaaaaaaaaaa !!

- Allez-y encore une fois

Rhaaaaaaaaaaaaaaaa !!!

C'est fini. Le bébé est sorti en trois coups !

Ouiiiiiiiiiiinnnnnnnnnnnnn

C'est bon, il respire !

- Regardez votre bébé…

La jeune femme tient à bout de bras un bébé gigoteur et encore attaché à moi par le cordon ombilical.

- C'est quoi ?

Bin, oui je pose la question, car personne ne semble s'en soucier.

- Ah… c'est une fille !

Une fille…

UNE FILLE !!!!

Oh bon sang, je suis tellement contente que j'en pleure, mais la seule chose que je trouve à dire après l'avoir vue, c'est :

- Elle est trop petite… on l'a sorti trop tôt…

La sage-femme est assez prompte à me répondre :

- Trop petite ? Avec 3 semaines d'avance, je ne pense pas qu'elle soit si petite que ça.

Bon, je ne suis peut-être pas très impartiale après tout. Je suis quand même encore un peu sonnée : en dix minutes, elle est sortie !

C'est bien la première fois que cela m'arrive ! Puis cet accouchement, sur le côté, c'était vraiment super. L'expulsion du bébé en est grandement facilitée.

- Allez, monsieur, voulez-vous couper le cordon ?

Je n'entends pas la réponse de Gilles, mais je la devine positive. L'instant d'après il la tient dans ses bras. Elle porte un petit bonnet, une chaussette sur la tête et c'est tout. C'est la nouvelle mode : les bébés ne sont plus lavés après l'accouchement ni même habillés. Des études ont démontré que le bébé arrive au monde recouvert d'une couche blanchâtre appelée « vernix ». Ce vernix a des vertus très nourrissantes pour la peau du bébé qui doit affronter les agressions extérieures. Cela le protège pendant

24 h. Peut-être qu'un jour on laissera le placenta relié au bébé avec le cordon pendant quelques heures avant de couper celui-ci. Et la crevette reste toute nue, car en fait elle est déposée auprès de moi, couverte, et cela facilite la mise au sein pour celles qui allaitent. Mais surtout, cela permet au bébé de se rassurer grâce au corps à corps avec la maman, avec une odeur qu'il reconnait instinctivement.

C'est à ce moment-là que je prends conscience que j'ai réussi.

J'ai réussi à avoir un autre bébé !

Le personnel médical s'est éclipsé pour nous laisser profiter de cet instant magique. Tous les trois. Gilles et moi avons la larme à l'œil. Un mélange de bonheur excessif, de joie profonde et le souvenir douloureux d'une petite fille brune, frisée, habillée d'une robe mauve qui ne connaitra jamais sa petite sœur.

Notre fille est là, dans la chaleur de mes bras, et déjà elle tourne la tête vers mon sein. L'allaitement se met en place, comme ça, de manière naturelle.

C'est notre fille.

C'est Chloé.

POUR LE MEILLEUR

Décembre 2020

17 ans après, ce choc, ce tsunami intérieur, le souvenir reste en filigrane. Nous n'oublions pas, nous dépassons, nous transcendons.

Le deuil périnatal ne devrait pas rester comme un boulet aux chevilles qui empêche d'avancer. Cela ne devrait pas devenir une case, une étiquette, qui va définir le restant de notre vie.

Le deuil passe par plusieurs étapes et chaque personne les passera selon son choix, sa capacité, ses aptitudes, ses croyances.

Première étape : le déni. C'est la phase initiale et la réaction au choc au moment d'apprendre la perte…

Deuxième étape : la colère…

Troisième étape : le marchandage…

Quatrième étape : la dépression…

Dernière étape : l'acceptation…

Bien souvent, trop souvent, il y a un blocage à la phase d'acceptation, car il y a une couche de culpabilité ou de honte à l'idée de passer à autre chose.

Après cette épreuve qui nous a révélé à chacun nos forces et faiblesses, nous avons eu la joie d'accueillir à nouveau la vie… et quelle vie !

Chloé a, depuis sa naissance, une présence indéniable. Certains diront qu'elle vit pour deux…

Il est évident que beaucoup de ses troubles du sommeil, ses comportements, ses questions existentielles ont trouvé un terreau fertile pendant la grossesse.

Cependant 15 ans après sa venue au monde, c'est une jeune fille intelligente qui a su dépasser bien des blocages et des épreuves.

Elle a toujours eu une écoute et de potentielles réponses face à ses doutes, ses peurs.

Il n'y a jamais eu de tabous, de fuites, face à ses questions dérangeantes.

Il est évident que pour Chloé, naître après 3 fausses couches, dont une, à terme… c'est un poids à porter. Il y a des injonctions inconscientes qui se sont inscrites dans sa psyché comme : tu dois vivre quoiqu'il arrive. Ce genre de « contrat » inconscient a fait apparaitre une peur panique de la mort. Ses questions autour de ce sujet sont apparues très tôt. Et comment expliquer à un enfant que la mort fait partie de la vie, que nous avons une date de péremption alors que celui-ci a un programme où il lui est demandé de vivre, peu importe, la situation…

Ce paradoxe a entrainé moult soucis comme l'endormissement. Le sommeil étant une perte de contrôle : lorsqu'on dort, c'est une petite mort.

Il a fallu aussi faire face à l'évidence : Chloé était une enfant de remplacement.

C'est une question qui revenait souvent : et si Léana avait vécu, serais-je là ?

Pas évident de répondre avec l'honnêteté du cœur, car finalement, nous ne le savons pas !

La seule certitude que l'on peut avoir, aujourd'hui, c'est que Chloé était destinée à vivre avec nous. Par sa force de caractère, sa sensibilité, son hyperesthésie, elle nous a montré un autre possible, d'autres chemins.

Chloé nous a fait avancer, elle nous a stimulés, elle nous a poussés hors de notre zone de confort.

Nous sommes le fruit de nos expériences passées et comme dit le proverbe : ce qui ne nous tue pas, nous rend plus fort.

Du même auteur

Livres SF/FANTAISY

Une mission pour Vyctoire, La Rédemption du Phoenix

Une mission pour Vyctoire, La trilogie (La rédemption du Phœnix, Secret en Danger, Amnésie finale)

Livre à venir

De l'albatros à l'aigle : quand le harcèlement et le haut potentiel deviennent des forces.